Kliniktaschenbücher

Heribert Marx

Differential-diagnostische Leitprogramme in der Inneren Medizin

Procedere

Unter Mitarbeit von
F. Anschütz   H. Bethge   D. Höffler
T. Pfleiderer   B. Strahringer   K. Walter

Springer-Verlag
Berlin Heidelberg New York 1976

Dr. Heribert Marx
Direktor der Angiologischen Klinik
Max-Ratschow-Klinik
Heidelberger Landstraße 379
6100 Darmstadt-Eberstadt

ISBN-13: 978-3-540-07644-5   e-ISBN-13: 978-3-642-96319-3
DOI: 10.1007/978-3-642-96319-3

Library of Congress Cataloging in Publication Data:
Marx, Heribert. Differentialdiagnostische Leitprogramme in der Inneren Medizin. (Kliniktaschen-
bücher). Bibliography: p. Includes index. 1. Diagnosis, Differential-Handbooks, manuals, etc. I. Title.
RC71.5.M26. 616.07'5. 76–3447.

Vorwort

Die geistige Arbeit des Arztes besteht zu einem großen Teil in einer Differentialdiagnostik. Bei der Erhebung der Vorgeschichte und des körperlichen Befundes tauchen Symptome auf, die bei dem Untersucher einen Katalog von Ursachen und möglichen Begleiterscheinungen ins Bewußtsein rufen, woraus sich dann ein diagnostisches Programm ergibt. Die folgenden, auf 42 Hauptsymptome der Inneren Medizin begrenzten, stichwortartig zusammengefaßten Pläne des Vorgehens mögen dazu eine Anleitung und Gedächtnisstütze geben. Jeder einzelne Punkt unterteilt sich dabei in drei Hauptabschnitte: *Ein Grundprogramm* sollte in jedem Fall eines auftauchenden Symptoms durchgeführt werden. Es gliedert sich wiederum in die Unterabschnitte: A. Anamnese, B. Befund und C. Technische Verfahren. Dabei ist die Anleitung so zu verstehen, daß damit die im Zusammenhang mit dem Symptom besonders wichtigen Punkte hervorgehoben, nicht eigens erwähnte Anamnesefragen, körperliche Untersuchungen oder technische Methoden aber nicht ausgeschlossen sein sollen. Der Raum für individuelle Gegebenheiten ist somit nicht eingeengt. Das Grundprogramm soll eine qualifizierte Basis legen, wobei Anamnese und körperlicher Befund einen verhältnismäßig breiten Raum einnehmen. Die aufgeführten Fragen zur Vorgeschichte sollten stets gestellt werden. Ebenso müssen bei der körperlichen Untersuchung einschlägige Veränderungen besonders aufmerksam gesucht, festgestellt oder ausgeschlossen werden. Die technischen Verfahren sind dagegen eher als ein Minimalprogramm gedacht, das nach den Indikationen des zweiten Abschnitts gezielt ergänzt werden muß. Der unausgewählte Einsatz aller vorhandenen technisch-diagnostischer Methoden stellt einmal für den Patienten eine nicht unerhebliche Belastung dar – man denke an den nicht zu vernachlässigenden Blutverlust –, er ist nicht selten praktisch undurchführbar und stößt auch wirtschaftlich gesehen an Grenzen.

Indikationen für gezielte Untersuchungen ergeben sich aus den im Grundprogramm gewonnenen Erkenntnissen und Daten. Bestimmte Konstellationen erfordern einen weiteren adäquaten diagnostischen Schritt, der eine neue Indikation ergeben kann, bis schließlich eine

Diagnose zu stellen ist. Querverweise sollen helfen, wenn andere wichtige Symptome hinzutreten.

Der Rahmen für die geschilderten gezielten Maßnahmen durfte jedoch nicht zu weit gespannt werden, weil der Umfang eines Taschenbuches nicht überschritten werden sollte. Die Verfahren entsprechen dem in einer größeren Klinik Üblichen und werden damit dem weit überwiegenden Teil der praktischen Probleme gerecht. Ein kleiner Rest von Spezialfragen erfordert derartig aufwendige Einrichtungen, daß dies nur in einzelnen Zentren bewältigt werden kann. Es wurde daher versucht deutlich zu machen, an welchem Punkt die Hilfe anderer Fachdisziplinen, von Spezialzentren und analytischen Instituten in Anspruch genommen werden sollte. Eine vorherige Kontaktaufnahme zur Information über Möglichkeiten und technische Voraussetzungen, nicht zu vergessen auch der Kosten, ist sicher zweckmäßig.

Eine Liste der Krankheiten und Syndrome, die für ein Symptom in Frage kommen, soll dem Leser und Benutzer noch einmal Gelegenheit geben zu prüfen, ob er an die wichtigsten Möglichkeiten gedacht hat. Allein schon das „Drandenken" kann über den weiteren Verlauf entscheiden. Auch diese Liste kann aus Platzgründen nicht den Anspruch auf Vollständigkeit erheben, wenn auch neben dem Häufigen eine Reihe von selteneren Diagnosen mit aufgeführt wurden. Ebenso konnte der diagnostische Weg nicht für alle genannten Krankheiten und Syndrome dargestellt werden.

Im praktischen Gebrauch sollte dieses kleine Werk im wahrsten Sinne des Wortes ein Taschenbuch sein, das nämlich alltäglich wirklich in der Tasche zu tragen ist, um immer wieder zu Rate gezogen werden zu können. Es muß so kurz wie möglich sein, selbst unter Verzicht auf stilistische Ausformung. Es kann kein Lehrbuch sein und muß Kenntnisse der Untersuchungstechnik und Normalwerte voraussetzen. Sein Zweck ist die Überprüfung der eigenen Arbeit: Sind die wichtigsten Fragen der Anamnese besprochen? Sind die einschlägigen körperlichen und technischen Untersuchungen durchgeführt? Und wenn dann noch etwas unklar bleibt: ist auch an andere Möglichkeiten gedacht worden? Welche Schritte zur endgültigen Aufklärung kann und muß man noch gehen?

Sicher ist das Procedere nicht für alle Verhältnisse gleich. Auch ist die

Medizin einem ständigen Wandel unterworfen, dem auch dieses Taschenbuch wird folgen müssen.
Möge es eine Hilfe in praktischer Arbeit sein.

Darmstadt, Januar 1976   H. Marx

Inhaltsverzeichnis

X

Grundprogramm

Anamnese

Gegenwärtige Beschwerden: Art und Anlaß des Beginns? Schmerz-charakter: anhaltend, wellenartig? Ausstrahlungsrichtung? Übelkeit, Erbrechen? Sodbrennen? Speisenunverträglichkeit? Letzter Stuhl-gang? Abgang von Blähungen?

Mögliche Begleiterscheinungen: Blut im Stuhl? Teerstuhl? Störung der Harnentleerung? Koliken in der Nierengegend? Fieber? Schmer-zen in anderen Körperregionen? Gewichtsabnahme?

Ursächliche Faktoren: Frühere Baucherkrankungen? Magen- und Zwölffingerdarmgeschwür? Frühere Bauchoperationen? Trauma? Vergiftungen? Alkoholkonsum? Medikamente, insbes. Kortikoide, Phenylbutazon? Ggf. Schwangerschaft? Menstruation?

Befund

Temperatur axillar und rektal messen.

Inspektion: Blässe, Zyanose, Ikterus der Haut und Schleimhäute? Facies hippocratica? Feuchtigkeit und Belag der Zunge? Azetonge-ruch? Schweißbildung? Ödeme?

Palpation: Akrale Hauttemperatur. Prüfen des Verstreichens einer Hautfalte.

Lokalbefund: Bauchmuskelspannung? Schmerzmaximum be-stimmen, im Zweifelsfall durch Perkussion über einem aufgesetzten angewinkelten Finger. Loslaßschmerz? Meteorismus? Aszites? Sicht-bare Darmperistaltik? Abtasten der Bruchpforten. Thoraxkompres-

sionsschmerz? Nierenschlagschmerz? Wirbelklopfschmerz? Druck-
schmerz am Rücken?
Resistenzen? Palpation von Milz und Leber, ev. auch Perkussion:
Größe, Form und Konsistenz. Palpation der Blase, ggf. Perkussion.

Auskultation: Darmgeräusche, Gefäßgeräusche über Aorta und Bek-
kenarterien.

Rektale Tastung: Druckschmerz im Douglasraum? Stuhlfarbe?

Allgemeinbefunde: Blutdruck, Herzfrequenz. Herz: Größe, Töne und
Geräusche, Rhythmus. Halsvenenfüllung? Pulmonale Dämpfung?
Pleurareiben? Stauungskatarrh der Lungen? Vergleichen von Arm-
und Leistenpulsen beiderseits.

Neurologischer Übersichtsstatus

Technische Verfahren

Labor: Urinstatus einschl. Azeton. Urinfarbe beachten! Blutbild mit
Hämatokrit. Blutzucker. Alpha-Amylase im Serum und Urin. Blutsenkung. Auf Trübung des Plasmas achten!

Röntgen: Thorax-Aufnahme. Abdomenleeraufnahme im Stehen,
falls praktikabel, sonst in Seitenlage: insbes. achten auf Luftsichel
unter dem Zwerchfell, Spiegelbildung und deren Lokalisation; Ver-
kalkungen und Konkremente.

Elektrokardiogramm

Indikationen für gezielte Untersuchungen

Schock / Kollaps s. S. 168

Röntgenaufnahmen von Thorax und Abdomen zeigen Luftsichel unter dem Zwerchfell, abdominale Spiegelbildung	Chirurgisches Konsil mit der Fragestellung einer Laparotomie
Verdacht auf Zwerchfellhernie	Röntgenkontrastdarstellung von Oesophagus und Magen
Abnorm vergrößerter und gefüllter Magen tastbar	Entleerung und Spülung mit dem Magenschlauch Endoskopie mit Fiberinstrument
Ungeklärtes Krankheitsbild mit Verdacht auf Ulkus und/oder Schleimhauterkrankung	Endoskopie

Ikterus s. S. 154

Schmerz im rechten Oberbauch, Ausstrahlung zur rechten Schulter, kein Ikterus	Cholezysto- und Cholangiographie γ-GT als Suchtest
Thoraxkompressionsschmerz	Röntgendurchleuchtung: Prüfung insbes. der Zwerchfellbegrenzung und -beweglichkeit
Verdacht auf Leberabszeß	Szintigraphie der Leber
Schmerz im linken Oberbauch, zunächst ungeklärt	α-Amylase im Urin und Serum mehrfach kontrollieren

α-Amylase erhöht, Verdacht auf Pankreatitis	Elektrolyte mit Kalzium im Serum, Harnstoff, Kreatinin Transaminasen, Bilirubin, alkalische Phosphatase Säure-Basen-Status, $P O_2$ Flüssigkeitsbilanz kontrollieren Cholangiographie, sobald praktikabel
Frauen im gebärfähigen Alter	Schwangerschaftstest
Nierenschlagschmerz, pathologischer Urinbefund	Urographie
Urin rötlich, keine Erythrozyturie	Umgekehrte Ehrlichsche Probe Hämoglobinurie mit Teststreifen ausschließen Porphyrine im Urin Anamnese überprüfen: insbes. auf Gebrauch von Barbiturat, Urospasmon
Pulsierende Resistenzen im Bauch, Fehlen von Leisten- und/ oder Armpulsen	Überprüfen der Röntgenaufnahmen auf Kalkablagerungen in Gefäßwänden Aortographie retrograd von der A. femoralis her oder von einer A. brachialis mittels Katheter
Fehlende Beinreflexe, Pupillenstarre	Luesreaktionen im Serum Lumbalpunktion
Verdacht auf Bleiintoxikation	Bleispiegel im Blut, Ausscheidung im Urin; δ-Aminolävulinsäure im Urin.
Gelenkschmerzen, Purpura	Antistreptolysin-Titer Rumpel-Leede-Versuch

Serum trübe	Neutralfett, Cholesterin Lipidelektrophorese
Elektrokardiogramm pathologisch, Verdacht auf Myokardinfarkt	CK-Serie, GOT und GPT
Vor einem Entschluß zur Probelaparotomie wegen ungeklärter akuter Bauchschmerzen	Nochmals durchdenken und ausschließen: Myokardinfarkt Basale Pneumonie Akute Rechtsherzinsuffizienz Porphyrie Hyperlipämie Bleikoliken Tabische Krisen

Liste der Krankheiten und Syndrome

Magen und Oesophagus
Einklemmung einer Zwerchfellhernie, einschl. traumatischer Hernien
Perforation eines Ulcus ventriculi, frei oder gedeckt
Magenvolvulus und -torsion
Akute Magenlähmung
Verätzungen, ev. mit Perforation
Akuter transpylorischer Schleimhautprolaps

Duodenum
Perforation eines Ulcus duodeni, frei oder gedeckt, Penetrationen
Arterio-mesenterialer Duodenalverschluß

Leber und Galle
Cholelithiasis
Cholezystitis einschl. Empyem
Perforation von Gallenblase und Gallenwegen
Leberabszeß
Leberruptur nach Trauma, einschl. Punktionsverletzungen
Akute Leberstauung bei Herzinsuffizienz

Pankreas
Akute Pankreatitis, Nekrose, Abszeß
Akute Pankreatitis bei Hyperlipämie
Pankreasinfarkt

Dünndarm
Ileus, mechanisch und paralytisch,
Perforationen: Ileitis regionalis, Kalium-Ulkus, Ulcus pepticum
jejuni, Typhus abdominalis, Tumor, Divertikel
Entzündungen: Ileitis regionalis, Ileitis necroticans
Blutungen: bei Antikoagulantien, Trauma

Appendix
Appendizitis einschl. Perforation und Abszeß

Dickdarm
Ileus, mechanisch und paralytisch,
Perforation und Penetration: Divertikulitis, Colitis ulcerosa,
Tumoren, Trauma
Ischämische Kolitis

Gefäßsystem
Mesenterialarterieninfarkt, Embolie, Thrombosen, Kompressionen
Mesenterialvenenthrombose
Aneurysma dissecans, Perforation
Periarteriitis nodosa

Peritoneum und Mesenterium
Peritonitis nach Perforation und Durchwanderung, einschl. gallige
Peritonitis
Abszeß, intraperitoneal und subphrenisch
Hämatogene Peritonitis
Pasteurella pseudotuberculosis (Yersinia ps.)
Aseptische Nekrose einer Appendix epiploica, Netztorsion
Bauchtrauma, mit und ohne Perforationen; Bauchdeckenhämatom

Gynäkologisch
Extrauteringravidität einschl. Ruptur
Stieldrehung von Zysten
Adnexitis
Drohender Abort
Uterusperforation

Niere und Harnwege
Urolithiasis
Pyelonephritis
Niereninfarkt
Nierentrauma: Hämatome, Rupturen, Stielabriß
Akute Harnverhaltung

Retroperitonealraum
Paranephritischer Abszeß, nach ventral entwickelt
Hämatom nach Aortographie, Antikoagulation

Nervensystem
Tabische Krisen
Akute segmentale Läsionen
Herpes zoster

Milz
Milzarterieninfarkt und -venenthrombose
Ruptur, traumatisch und spontan bei Mononukleose

Nachbarschaftsorgane
Myokardininfarkt
Lungenarterienembolie
Pneumonie
Pleuritis diaphragmatica
Perikarditis

Allgemeine Erkrankungen
Diabetes mellitus einschl. Koma
Hypoglykämie
Hyperlipämie einschl. Zieve-Syndrom
Porphyrie, akute intermittierende
Purpura abdominalis Schönlein-Henoch
Hämatologische Erkrankungen: Hämolytische Krisen, Polyglobulie
Innersekretorisch: Krisen bei M. Addison, Thyreotoxikose, Tetanie
Intoxikationen: Blei, Thallium

Psychopathie, „Münchhausen-Syndrom"

Grundprogramm

Anamnese

Gegenwärtige Beschwerden: Beginn, Häufigkeit und Intensität der Beschwerden? Art des Schmerzes: Brennen, Drücken, Krampf, Bohren? Auslösen oder Unterdrücken durch Nahrungsaufnahme? Durch Körperhaltung? Verträglichkeit von Speisen, insbes. von Fett? Nüchternschmerz? Erschütterungsschmerz? Vorwiegende Lokalisation? Ausstrahlung?

Mögliche Begleiterscheinungen: Sodbrennen? Übelkeit, Erbrechen? Beschaffenheit des Erbrochenen? Schluckbeschwerden? Stuhlgang: Durchfälle? Obstipation? Beschaffenheit des Stuhls? Teerstuhl? Blut im Stuhl? Blähungen? Würmer? Appetit? Körpergewicht jetzt, vor einem Jahr? Fieber? Juckreiz?

Ursächliche Faktoren: Frühere Baucherkrankungen, Operationen? Rauchen? Alkoholkonsum? Medikamente, insbes. Phenylbutazon, Antibiotika, Digitalis, Azetylsalizylsäure? Berufliche oder anderweitige Exposition für Blei oder toxische Substanzen? Familiäre Erkrankungen?

Befund

Inspektion allgemein: Hautveränderungen? Pigmentationen? Ikterus der Haut und Sklerem? Palmarerythem? Spidernaevi? Behaarungstyp? Gynäkomastie? Teleangiektasien? Xanthome und Xanthelasmen? Hautblutungen? Ödeme? Uhrglasnägel? Zungenbelag? Geruch der Atemluft?

Inspektion des Abdomens: Meteorismus? Froschbauchform? Vorwölbungen? Sichtbare Peristaltik? Vermehrte Venenzeichnung?

Palpation: Resistenzen? Undulation? Leber: Größe, Rand, Konsistenz, Ebenheit der Oberfläche? Gallenblase tastbar? Milz: Größe, Form und Konsistenz? Blasenvergrößerung? Druckempfindlichkeiten in ihrem Maximum festlegen. Hyperästhetische Zonen? Dorsale Druckpunkte? Thoraxkompressionsschmerz? Lymphome, insbes. links supraklavikulär?

Perkussion: Überprüfen der Tastbefunde. Umlagerungsversuch bei Verdacht auf Aszites.

Auskultation: Darmgeräusche. Gefäßgeräusche über der Aorta abdominalis und seitlich davon, über den Becken- und Leistenarterien.

Anale Inspektion: Fisteln? Fissuren? Narben? Hämorrhoiden?

Rektale Palpation: Druckschmerz, insbes. des Douglasraums? Resistenzen? Prostata: Größe, Form, Konsistenz? Sphinktertonus? Blut- oder Teerstuhl am Handschuhfinger?

Technische Verfahren

Labor: Blutsenkung, dabei auf Trübung des Plasmas achten. Blutbild, Urinstatus. Blutzucker. Kreatinin und Harnstoff. Transaminasen, γ-GT, alkalische Phosphatase, α-Amylase. Cholesterin, Neutralfett. Quicktest. Serumeiweiß, Elektrophorese.

Röntgen: Thoraxaufnahme, Abdomen-Leeraufnahme.

Elektrokardiogramm

Indikationen für gezielte Untersuchungen

Oberbauchbeschwerden	Röntgen: Beginn mit Cholangio-Cholezystographie Magen-Darm-Passage, auch mit Kopftieflagerung, ggf. im Doppelkontrastverfahren
Verdacht auf Darmerkrankung	Röntgen: Beginn mit Kolon-Kontrasteinlauf
Verdacht auf Ulkus, Gastritis, Tumor in Oesophagus, Magen und Duodenum	Endoskopie, ggf. mit Biopsie
Ulkus, Gastritis oder Karzinom nachgewiesen	Säuresekretionsteste in der Regel überflüssig
Rezidivierende, multiple Ulcera, auch mit atypischem Sitz, insbes. kombiniert mit Durchfällen	Magensekretionsanalyse, basal und nach maximaler Stimulation mit Pentagastrin
Anhaltender Verdacht auf Zollinger-Ellison-Syndrom	Gastrinbestimmung in einem entspr. Zentrum
Cholangiogramm unklar geblieben	Wiederholung mit Tomographie Endoskopische retrograde Cholangiographie
Verdacht auf Beteiligung der Leber	Labor: sofern nicht schon vorliegen: GOT, GPT, LDH, GLDH. Eisen und Kupfer im Serum. Fibrinogen

Quickwert spontan erniedrigt	Kollertest: Wiederholung 24 Std nach Injektion von 10 mg Konakion
Anhaltender Verdacht auf Lebererkrankung	Laparoskopie mit Biopsie
Verdacht auf Leberabszeß; bei Laparoskopie ungeklärter Verdacht auf Lebererkrankung, insbes. Metastasen	Szintigraphie der Leber
Verdacht auf Pankreaserkrankung	Röntgen-Leeraufnahme des Abdomens auf Verkalkung überprüfen Hyptotone Duodenographie Glukose-Belastungstest Kalzium und Phosphor im Serum Endoskopische retrograde Cholangio-pankreatiko-Graphie Sekretin-Test
Verdacht auf exkretorische Pankreasinsuffizienz	Stuhlgewicht bestimmen Sekretin-Pankreozymin-Test
Anhaltender Verdacht auf Pankreastumor	In entsprechenden Zentren: Selektive Pankreasgangdarstellung Selektive Angiographie
Verdächtige Resistenzen, Obstipation, Diarrhoe, sonst noch nicht geklärte Diagnose	Stuhluntersuchung: Makroskopische Inspektion. Blut. Wurmeier Rektoskopie Kolon-Kontrasteinlauf
Anhaltender Verdacht auf Krankheitsprozesse im Kolon	Koloskopie (Fiberkoloskop)

Anhaltend ungeklärte chronische und rezidivierende Bauchschmerzen	Porphyrine im Urin Überprüfen der Anamnese auf Bleiexposition, des körperlichen Befundes auf Bleisymptome, insbes. Bleisaum Überprüfen des Neurologischen Status auf radikuläre Reizerscheinungen
Fieber ungeklärt – s. S. 103	Blutkulturen!
Eisen im Serum erhöht	Leberbiopsie, ev. Probeexzision aus der Haut, Eisenfärbung
Gefäßgeräusche, sonstige arterielle Verschlußkrankheit	Angiographie: Übersicht der Aorta abdominalis, selektive Darstellung der Mesenterialarterien
Anhaltende Abdominalschmerzen, diagnostische Möglichkeiten ausgeschöpft	Probelaparotomie

Liste der Krankheiten und Syndrome

Magen
Zwerchfellhernien; Achalasie; Refluxoesophagitis
Chronische Gastritis einschl. Medikamentenfolgen, Gastropathia hypertrophica
Ulcus ventriculi
Magenkarzinom und andere Tumoren
Polypose

Duodenum
Ulcus duodeni einschl. Zollinger-Ellison-Syndrom
Karzinom
Divertikel
Arterio-mesenteriale Duodenalkompression
Lambliasis

Leber und Gallenwege
Cholelithiasis
Cholangitis
Cholezystitis
Stenosen des Ductus choledochus, Gallenwegsdyskinesien
Karzinom der Gallenblase und Gallenwege
Lebertumoren, metastatisch und primär
Stauungsleber
Fettleber
Leberabszeß; Echinokokkus
Chilaiditi-Syndrom

Pankreas
Chronische Pankreatitis einschl. Pankreasgangsteine
Pankreaskarzinom und andere Tumoren
Pankreaszysten und Pseudozysten

Dünndarm
Subileus,
Ileitis regionalis
Würmer
Kaliumchlorid-Ulkus
Dünndarmkarzinom und Karzinoid
Ulcus pepticum jejuni; Dumping-Syndrom

Appendix: rezidivierende Appendizitis

Dickdarm
Tumoren
Divertikulitis
Colitis ulcerosa; Colitis regionalis
Colitis mucosa
Nichtgangränöse ischämische Kolitis
Ileozoekal-Tuberkulose
Reizkolon

Gefäßsystem
Stenosierende und obliterierende Arteriosklerose einschl. mesenteriales Steal-Syndrom
Aneurysma der Aorta abdominalis und der Beckenarterien
Periarteriitis nodosa

Peritoneum und Mesenterium
Lymphadenitis toxoplasmotica
Pasteurella pseudotuberculosis
Tumoren, metastatische und primäre
Peritonitis tuberculosa

Gynäkologisch: s. Fachliteratur

Niere und Harnwege
Urolithiasis
Harnwegsinfektion
Hydronephrosen einschl. retroperitoneale Fibrose Ormond

Tumoren
Nierentuberkulose
Senknieren

Allgemeine Erkrankungen
Porphyrie
Hämochromatose
Hyperlipämie einschl. Zieve-Syndrom
Intoxikationen: Blei, Thallium

Grundprogramm

Anamnese

Gegenwärtige Beschwerden: Allgemeine Schwäche, Ermüdbarkeit? Atemnot bei Anstrengungen? Herzklopfen? Ohnmachtsneigung? Kopfschmerzen? Konzentrationsschwäche? Zeit der Entwicklung der Erscheinungen?

Mögliche Begleiterscheinungen: Fieber? Gelbsucht? Urinfärbungen? Zungenbrennen? Schluckstörungen? Abnorme Geschmacksgelüste? Haar- und Nagelwachstum? Brüchigkeit der Nägel? Störungen von Bewegung und Gefühl in den Gliedmaßen?

Ursächliche Faktoren: Blutungen irgendwelcher Art? Vermehrte Menstruationsblutungen? Schwarzer Stuhl? Ernährungsgewohnheiten? Gewichtsabnahme? Frühere Magen- und Darmoperationen? Durchfälle? Alkoholkonsum? Medikamente, insbes. Phenazetin und Salizylate? Bluttransfusionen? Bestrahlungen? Familiäre Krankheiten?

Befund

Allgemeine Inspektion: Blässe von Haut und Schleimhaut? Ikterus? Gelbliches Hautkolorit ohne Ikterus? Dermatose an belichteten Körperstellen? Anomalien der Fingernägel? Ulcera cruris? Mundwinkelrhagaden? Teleangiektasien, insbes. an den Lippen? Atrophie der Zungenoberfläche? Bleisaum am Zahnfleisch? Abnorm hoher Gaumen? Turmschädel?

Kreislaufstatus: Pulsfrequenz, Blutdruck; Herzgröße, Herz- und Gefäßgeräusche?

Abdomen: Resistenzen? Vergrößerung von Leber und Milz? Lymphome?

Neurologischer Übersichtsstatus mit Prüfung der Vibrationsempfindung.

Technische Verfahren

Großes Blutbild: Hämoglobin, Erythrozyten, Hämatokrit, Leukozyten, Blutausstrich, Retikulozyten, Thrombozyten

Berechnung: Hb_E (MCH), MCV, MCHC

Blutsenkung, dabei achten auf Farbe des Plasmas und Schleiersenkung

Urinstatus mit Urobilinogen und Bilirubin. Makroskopisch auf Urinfarbe, insbes. Rotfärbungen, achten.

Eisen im Serum

Indikationen für gezielte Untersuchungen

Definition der Anämie: Unterschreiten der Untergrenze von einem der drei Parameter:

1. Hämoglobin < 14,0g% (Männer), < 13,0g% (Frauen)
2. Erythrozyten < 4,5 · 10^6 (Männer), < 4,0 · 10^6 (Frauen)
3. Hämatokrit < 42% (Männer), < 38% (Frauen)

Erster differentialdiagnostischer Schritt: Zuordnung zu einer Hauptgruppe (Kombinationen möglich!)

1. Akut: kompensiertes oder dekompensiertes Kreislaufversagen	Blutungen ausschließen
Chronisch: Hb_E < 27 pg | MCHC < 31% | MCV < 85 μm^3 | kein Ikterus	Manifeste und okkulte Blutungen ausschließen
2. Keine Blutungen nachweisbar, Blutbild wie zu 1.)	Hämoglobinbildungsstörungen
3. Blutbild hyperchrom und makrozytär: MCV > 100 μm^3, Hb_E > 35 pg Retikulozyten < 25000/mm^3	Störung der Zellreifung
4. Panzytopenie, Retikulozyten < 25000/mm^3 Helles Plasma	Störung der Zellbildung

5. Ikterusschübe, Plasma dunkelgelb, unveresteres Bilirubin im Serum > 1,0mg%, im Urin negativ, Urobilinogen positiv
Retikulozyten >,75000/mm³ | Beschleunigter Erythrozytenabbau

Zweiter differentialdiagnostischer Schritt: Differenzierung innerhalb der Hauptgruppe

zu 1.: Hypochrome, mikrozytäre Anämie ohne bekannte Blutung | Wiederholt Stuhl auf okkultes Blut (Hämoccult-Test)
Urin auf Hämoglobin

Okkultes Blut im Stuhl positiv | Röntgen: Kolon-Kontrasteinlauf
Magen-Darm-Passage
Endoskopie: Oesophagus-Magen-Duodenum, Kolon

Eisenspiegel erniedrigt | Eisenresorptionstest

zu 2.: Mikrozytäre, hypochrome Anämie, Eisen < 70μg | Eisenresorptionstest, Fe im Serum vor und 4 Std. nach 200 mg Eisen per os

Serumeisen steigt nach Belastung auf < 150μg | Transferrin (immunologischer Test) oder Eisenbindungskapazität

Transferrin oder totale Eisenbindungskapazität erniedrigt | Kupfer im Serum, LDH
Nach Tumoren suchen
Röntgenbild des Thorax auf Lungenhämosiderose überprüfen

Verdacht auf latenten Eisenmangel | Transferrin oder Eisenbindungskapazität
Probatorische Eisengabe, Verfolgung des Blutbildes und der Retikulozytenzahl

Wissenschaftliche Fragestellungen in Bezug auf den Eisenstoffwechsel	^{59}Fe-Resorptions-Glanzkörperretentions-Test
Eisen im Serum > 150 µg, sonst noch nicht geklärtes Krankheitsbild	Sternalpunktion mit Eisenfärbung Leberbiopsie
zu 3.: Hyperchrome, makrobzw. megalozytäre Anämie	Sternalpunktion (vor Therapie!) LDH Fachneurologische Untersuchung Vit. B 12-Resorptionstest (Schilling-T.) Röntgen: Magen-Darm-Passage und/oder Gastroskopie Therapie-Versuch mit Vit. B 12, Verfolgung von Blutbild und Retikulozyten; bei fehlendem Erfolg desgl. mit Folsäure
Verdacht auf Folsäuremangel	FIGLU-Test
Wissenschaftliche Fragestellungen	Bestimmung der Spiegel von Vit. B 12 und Folsäure im Serum
zu 4.: Panzytopenie (selten isolierte Erythrozytopenie	Sternalpunktion; im Zweifelsfall: Beckenkammbiopsie Anamnese bzw. Medikamente überprüfen, insbes. Chloramphenicol LDH im Serum. Tag- und Nachtportionen des Urins vergleichen, Hämoglobinurie Röntgen: Wirbelsäule, Rippen, Schädel, Becken Knochenszintigraphie Milzszintigraphie

zu 5.: Hyperhämolytische Anämie	Sternalpunktion Milzgröße bestimmen, im Zweifelsfall Szintigramm Labor: Hämoglobin im Serum und Urin, insbes. in der Nachtportion LDH, Isoenzyme 1 und 2 Hämosiderin im Urin Haptoglobin im Serum Coombs-Test Osmotische Resistenz der Erythrozyten Wärme-Resistenztest
Akrale Durchblutungsstörungen	Kälte-Agglutinine
Auffallende Diskrepanz zwischen Hb-Verminderung und rel. normaler Erythrozytenzahl	Hämoglobin-Typendifferenzierung, insbes. durch Elektrophorese
Frage einer Milzexstirpation	Erythrozyten-Überlebenszeit mit ^{51}Cr-Markierung
Noch ungeklärtes Krankheitsbild	Erythrozyten-Enzymanalyse Hämoglobin-Typendifferenzierung in Spezialzentren

Liste der Krankheiten und Syndrome

Blutverluste, akut und chronisch, ggf. auch unter Mitwirkung einer hämorrhagischen Diathese

Sichtbar, nach außen
Verletzungen aller Art
Nasenbluten einschl. M. Osler
Bluterbrechen – s. S. 47
Bluthusten – s. S. 51
Blut im Stuhl – s. S. 55
Blut im Urin – s. S. 60
Gynäkologische Blutungen, s. Fachbücher

Unsichtbar
Okkulte Blutungen im Magen-Darm-Trakt
Wurmkrankheiten

Im Körperinneren
Traumafolgen, insbes. Organrupturen von Milz, Leber, Niere, Pleura
Spontane Organblutungen bei Antikoagulation und hämorrhagischer Diathese; Milzruptur bei M. Pfeiffer; Spontan-Hämatothorax. Tumorarrosionen. Gefäßrupturen.
Retroperitonealhämatom: Aneurysma, Punktionsverletzungen

Störungen der Hämoglobinbildung (Hypochrome Anämien)

Serumeisenspiegel erniedrigt
Alimentärer Mangel, einschl. Resorptionsstörungen für Eisen
Erhöhter Eisenbedarf: Wachstum, Gravidität, Laktation
Physiologische und pathologische Blutverluste, s. o.
„Innerer" Eisenmangel
   Tumoren, chronische Infekte
   Kollagenosen, idiopathische Lungensiderose

Serumeisenspiegel erhöht
Sideroachrestische Anämie, hereditäre und erworbene Form
Pyridoxinmangelanämie
Thalassämie
Bleianämie

Störungen der Erythrozytenreifung (Hyperchrome, megalo- bzw. makrozytäre Anämien)

Mit Megalozyten und Megaloblasten
Perniziöse Anämie
  Symptomatische perniziosa-ähnliche Anämien, Vitamin B 12 und/
  oder Folsäuremangelzustände
    Magenresektion; Magenkarzinom und -adenom
    Malabsorption – s. S. 79
    Mangelernährung, Kwashiorkor; Alkoholismus
    Fischbandwurm
    Ziegenmilchanämie
    Schwangerschaft
    Tumoren und Leukosen
    Medikamente: Hydantoin, PAS, Folsäure-Antagonisten
    Heriditäre Störungen: Orotazidurie; Formiminotransferaseman-
    gel; Kongenitale Vit. B. 12 – Malabsorption mit Proteinurie

Makrozyten
Chronische Leberleiden: Zirrhose, Hämochromatose
Chronische Nierenleiden
Hämolytische und hyporegeneratorische Anämien s. u.

Störungen der Erythrozytenbildung, (Hyporegeneratorische, meist normochrome Anämien)

Primär aplastische Anämien
Idiopathische Formen unbekannter Genese
  Angeborene aplastische Anämie
  Primär aplastische Anämie unbekannter Genese

Toxische und toxisch-allergische Formen
  Dosisabhängige Knochenmarksdepression
    Physikalisch: Strahlen
    Chemisch: Zytostatika, Chloramphenicol, Phenylbutazon, Benzol
  Dosisunabhängige Knochenmarksdepression
    Medikamente: Chloramphenicol, Atebrin
    Autoantikörper

Sekundär aplastische Anämien
Knochenmarksinfiltration:
  Leukosen, Retikulosen, Tumoren einschl. Metastasen
  Osteomyelofibrose und -sklerose
  Symptomatische aplastische Anämien
  Hepatitis u.a. Infekte, chronische Nierenleiden, Eiweißmangel, Thymom, Tumoren; Hypothyreose
Hypersplenie-Syndrom, s. Milztumor S. 192

Beschleunigter Erythrozytenabbau

Korpuskuläre Erkrankungen
Störungen an Membran und Stroma
  Kongenitale Mikrosphärozytose, Kugelzellenanämie, konstitutioneller hämolytischer Ikterus
  Elliptozytose; Stomatozytose
Defekte am Inhalt
  Hämoglobinopathien
    Thalassämia maior, minor und minima (weitere Unterformen)
    Sichelzellenanämie
    Weitere Hämoglobinanomalien
  Störung der Häm-Synthese: Erythropoetische Porphyrie
  Enzymdefekte: insbes. Glukose-6-Phosphat-Dehydrogenase-Mangel mit Symptominduktion durch Fava-Bohnen, Medikamente
Paroxysmale nächtliche Hämoglobinurie Marchiafava

Mechanische Hämolysen
Langlauf, Marsch und andere langdauernde mechanische Belastungen
Herzklappenersatz
Blutpumpen

Toxische Hämolysen
Alkohol: Zieve-Syndrom
Chemische Intoxikationen: Schlangengift, Benzin, Benzol, Toluol,
Dinitrobenzol, Seifenabort, Blei, Pilzgifte
Medikamente: Phenazetin, Atebrin, Sulfonamide (s. o. Enzymde-
fekte)
Infektionen: Sepsis, Malaria, Gasbrand, Virusinfektionen
Hypersplenie-Syndrom
Hämolytisch-urämisches Syndrom
Malignome

Serogene Hämolysen
Isoantikörper
  Transfusionsreaktionen im ABO- und Rh-System, selten weiterer
  Faktoren
  Neugeborenen-Erythroblastose
    Anämia neonatorum
    Icterus gravis neonatorum
    Hydrops congenitus universalis
Autoantikörper
  Inkomplette Wärmeantikörper
    Idiopathische Formen
    Symptomatische Formen bei Grundkrankheiten des lymphatischen
    und retikulo-endothelialen Systems
    Medikamentös induzierte Formen: insbes. durch Antibiotika, Anti-
    konvulsiva, Antiphlogistika
  Kälteagglutinine
    Akut erworben bei Mykoplasma- und Virusinfektionen
    Idiopathische chronische Kälteagglutininkrankheit
  Kältehämoglobinurie

Grundprogramm

Anamnese

Gegenwärtige Beschwerden: Plötzlicher oder allmählicher Beginn der Harnausscheidungsstörung? Totaler Stop, nicht ein Tropfen, oder noch eine kleine Restmenge? Harnträufeln?
Farbe, Trübung und Geruch des frischen Urins? Beschwerden beim Wasserlassen? Schmerzen in der Blasen- und/oder Nierengegend?

Mögliche Begleiterscheinungen: Fieber? Kopfschmerzen? Augenflimmern? Erbrechen? Allgemeine Mattigkeit? Gewichtsabnahme? Krampfanfälle?

Ursächliche Faktoren: Normale Trinkmenge? Wasserverluste durch Schwitzen, Durchfall, Erbrechen? Unfälle und Verletzungen? Verbrennungen? Blutungen? Operationen? Transfusionen?
Frühere Nieren- und Blasenkrankheiten? Durchgeführte Blasenkatheterisierung? Durchgemachte fieberhafte Infekte? Frühere Gonorrhoe? Harnröhrenausfluß?
Frühere Leber- und Gallenkrankheiten? Neigung zu Blutungen, blauen Flecken in der Haut?
Schwangerschaft? Ggf. weitere gynäkologische Anamnese.
Bekannte Gicht? Gelenkschmerzen, insbes. am Großzehengrundgelenk?
Frühere Herzleiden, Hochdruck? Atemnot in Ruhe und bei Anstrengung? Nervenleiden? Bestrahlungen? Diabetes mellitus?
Medikamente: insbes. Digitalis, Diuretika, Kopfschmerzmittel?
Berufliche und andere Kontakte mit chemischen Giften?

Befund

Allgemein: Bewußtseinszustand? Foetor uraemicus? Vertiefte Atmung? Nasenflügelatmung? Hautfarbe? Blutfülle der Bindehautgefäße?

Ödeme im Gesicht und an den Extremitäten? Feuchtigkeit der Zunge? Normales Verstreichen einer Hautfalte? Fieber? Hauttemperatur an den Akren?

Harnsystem und Abdomen: Blase tastbar? Ggf. Ergänzung durch Perkussion. Resistenzen im Abdomen, insbes. in der Nierenregion? Schmerzhaftigkeiten? Klopfschmerz der Nierenregion? Milz und Leber tastbar? Zeichen einer Gravidität?

Kardiologischer Status: Blutdruck, Pulsfrequenz, Rhythmus. Herz: Größe, Form, Töne; Geräusche, Perikardreiben? Stauungssymptome, insbes. Rasselgeräusche über den abhängigen Lungenpartien? Halsvenenstauung?

Sonstiges: Lymphome? Muskelschwund? Gelenkveränderungen? Tophi an den Händen und Füßen, am Ohrknorpel?

Neurologischer Übersichtsstatus

Rektale Palpation

Technische Verfahren

Labor: Falls Urin zu gewinnen, Urinstatus mit spezifischem Gewicht bzw. Osmolarität. Bakteriologische Kultur.
Blutzucker, Harnstoff, Kreatinin im Serum

Elektrokardiogramm

Indikationen für gezielte Untersuchungen

Anurie, Oligurie mit tastbarer Blase	Versuch eines Blasenkatheterismus
Blasenkatheter gelingt nicht	Keine wiederholten Versuche! Überweisung in urologische Fachbehandlung
Blasenkatheter gelingt nicht, Blase deutlich tastbar, Notfall	Entlastungspunktion der Blase Urinstatus Bakteriologische Urinkultur
Blasenkatheter gelingt, Abfluß einer größeren Urinmenge	Ausschluß einer funktionellen Entleerungsstörung durch neurologische Untersuchung und Medikamentenanamnese
Organisches subvesikales Hindernis anzunehmen	Überweisung in urologische Fachbehandlung
Blase leer oder nur gering gefüllt	Prärenale Störungen klinisch ausschließen Überprüfen der Konzentrationsfähigkeit durch Messen der Osmolarität oder des spezifischen Gewichts des Urins Elektrolyte im Serum Säure-Basen-Status
Subvesikales Hindernis und prärenales Nierenversagen auszuschließen	Röntgen: Leeraufnahme und intravenöse Urographie
Hinweis auf postrenales prävesikales Abflußhindernis	Überweisung in urologische Fachbehandlung

Abflußhindernis auszuschließen | Komplettierung des Allgemein-
befundes
Augenhintergrund-Untersu-
chung
Beratung mit Nierenzentrum, ob
und wann Hämodialyse ange-
zeigt

Liste der Krankheiten und Syndrome

Postrenale Abflußstörung

Subvesikal (Harnverhaltung)

Harnröhre
Strikturen, Klappen- und Divertikelbildungen, Meatusstenose,
Phimose
Verletzungen
Urethralsteine, Fremdkörper
Obturierende und komprimierende Tumoren, insbes. gynäkol. Art

Blase und Blasenausgang
Organische Veränderungen
Prostatahypertrophie (Fibroadenomatose der Prostata)
Prostata-Karzinom; infiltrierend wachsende Blasentumoren
Prostatitis, Abszeß
Sphinktersklerose
Zystitiden einschl. Blasentuberkulose
Blasensteine, Blutkoagel, Fremdkörper

Innervationsstörungen
Zerebral
Apoplexien, Subarachnoidalblutung
Meningitiden und Enzephalitiden
Intrakranielle raumfordernde Prozesse
Progressive Paralyse

Medullär und spinal
  Querschnittssyndrom: Trauma, Kompressionen, Myelitis
  Disseminierte Erkrankungen: Multiple Sklerose, Tabes dorsalis,
  Syringomyelie, Hämatomyelie, Funikuläre Myelose, Verschluß
  der A. spinalis anterior
  Akuter medialer Bandscheibenprolaps
Peripher
  Polyneuritiden und Polyneuropathien, insbes. Diabetes mellitus,
  traumatische und komprimierende Schäden
  Blasenatonie nach vorausgehender Überdehnung
  Intoxikationen, Medikamente, insbes. Opiate
  Psychogene Störungen

Prävesikal (doppelseitig, bzw. einseitig bei Einzelniere)
Verschluß der Ureteren: Steine, Blutkoagel, nekrotische Papillen-
spitzen, Pilzpfröpfe
Kompressionen und Obturationen durch Tumoren
s. Kreuzschmerzen S. 119

Renale Parenchymerkrankungen, akut und chronisch im Sta-
dium der Dekompensation

Entzündlich
Glomerulonephritiden
Pyelonephritiden
Phenazetinniere
Sepsis
Nekrotisierende Pankreatitis

Vaskulär
Nierenarterienembolie und -thrombose, Aneurysma dissecans
Nierenvenenthrombose
Maligne Nephrosklerose, Periarteriitis nodosa

Stoffwechselstörungen
Diabetische Glomerulosklerose
Gichtniere, einschl. Harnsäurekristallausfällung, auch bei zytostati-
scher Behandlung

Amyloid, Myelom
Schwangerschaftsnephropathie (EPH-Gestose)

Akutes Nierenversagen bei länger anhaltenden prärenalen Störungen

Intoxikationen: insbes. Quecksilber, Tetrachlorkohlenstoff

Primärer Ausfall von Nephronen
Zystenniere

Prärenal verursachtes Nierenversagen

Blutverluste
Wasser- und Elektrolytverluste
andere Schockzustände – s. S. 168
Herzinsuffizienz
Hämoglobin- und Myoglobinämie, Transfusionszwischenfälle, Crush-
Syndrom
Akute Ödemeinlagerungen – s. S. 206

Grundprogramm

Anamnese

Gegenwärtige Beschwerden: Spannungsgefühl im Leib? Bauchschmerzen, akut, chronisch? Veränderung im Passen der Kleidung?

Mögliche Begleiterscheinungen: Appetitlosigkeit? Gewichtsabnah-
me? Unverträglichkeit von Speisen? Erbrechen, insbes. auch von
Blut? Teerstühle? Störungen der Darmentleerung, Obstipation,
Durchfälle? Fieber? Schwellungen der Füße, des Gesichts? Atemnot?

Ursächliche Faktoren: Durchgemachte Gelbsucht? Baucherkrankungen, Operationen? Geschwulsterkrankung, Bestrahlungen? Alkoholkonsum, jetzt und früher? Herz- und Kreislaufleiden?

Befund

Allgemeine Inspektion: Hautfarbe? Ikterus? Behaarungstyp, Scham-
und Achselbehaarung? Spidernaevi? Palmarerythem? Generalisiertes
Ödem, in den abhängigen Körperpartien?

Lokalbefund: Bestätigung des Aszites durch Prüfung der Undulation
und der Lageverschieblichkeit der Dämpfung. Vermehrte Venenzeichnung der Bauchhaut? Meteorismus? Darmgeräusche?
Resistenzen und Druckschmerzhaftigkeiten im Bauchraum?
Leber: Größe, Form und Konsistenz? Milz tastbar? Größe und Konsistenz? Lymphome?

Perkussion der Lungen zum Ausschluß eines Pleuraergusses.

Kardiologischer Status: Dyspnoe, Zyanose? Halsvenenstauung? Blutdruck, Herzfrequenz und -rhythmus? Herzgröße und -form. Herzgeräusche?

Technische Verfahren

Labor: Blutsenkung, Blutbild, Urinstatus. Serumeiweiß und -elektrophorese. Transaminasen.

Elektrokardiogramm

Röntgen: Thorax-Aufnahme

Probepunktion des Aszites: makroskopische Beurteilung, Bestimmung des Eiweißgehaltes

Indikationen für gezielte Untersuchungen

Exsudat, akutes Krankheitsbild	s. Akute Abdominalschmerzen S. 1
Exsudat, chronisches Krankheitsbild	Ggf. gynäkologisches Konsil Punktat auf Tumorzellen untersuchen, bakteriologisch auf Tbc., ggf. mit Kultur und Resistenzbestimmung
Desgl., im Zweifelsfalle	Laparoskopie Tierversuch mit Aszites
Exsudat, kein Tumor, keine Tbc nachweisbar	Leberbiopsie bei Laparoskopie LE-Zellen mehrfach. Antihumanglobulin
Chylöser Aszites	Röntgen: Magen-Darm-Passage und Kolonkonstrasteinlauf zum Ausschluß eines Tumors Laparoskopie
Transsudat mit dem Bild einer Rechtsherzinsuffizienz	Röntgendurchleuchtung, Analyse der Herzfigur, Ausschluß einer Perikardverkalkung

Desgl., kein befriedigender Erfolg der Therapie, weiterhin unklar	Rechtsherzkatheter, insbes. in Hinblick auf den Nachweis eines diastolischen „dip"
Transsudat ohne kardiale Symptome	Labor: Weitere Fermente, LDH, GLDH, Gamma-GT, alkalische Phosphatase Eisen und Kupfer im Serum Röntgen: Magen-Darm-Passage, insbes. auf Oesophagusvarizen Laparoskopie
Zeichen eines portalen Hochdrucks ohne nachweisbare Lebererkrankung	Splenoportographie mit Druckmessung, Lebervenenverschlußdruck-Messung Lebervenographie

Liste der Krankheiten und Syndrome

Stauungstranssudat

Portaler Hochdruck
Intrahepatischer Block, Leberzirrhosen
Prähepatischer Block, Thrombosen und Kompressionen der V. portae
Posthepatischer Block, Budd-Chiari-Syndrom und Perikarditis constrictiva mit besonderer Auswirkung auf die Lebervenen

Rechtsherzinsuffizienz mit generalisierter venöser Stauung, einschl. Perikarditis constrictiva

Transsudat bei Hypoproteinämie und allgemeinen Ödemen
– s. S. 206

Exsudat

Akute Entzündungen, Peritonitis – s. S. 1

Chronische Entzündungen
Kollagenosen
Tuberkulose
Echinokokkus

Chylöser Aszites, bei primären und sekundären Tumoren

Tumorbildungen (mit Exsudat und Transsudat vorkommend)
Peritonealkarzinose und -sarkomatose
Metastasierendes Dünndarmkarzinoid
Meigs-Syndrom

Leukämien, Lymphogranulomatose
Geplatzte Ovarialzysten, Pseudomyxome

Blutungen in die freie Bauchhöhle
Traumatisch
Spontan, z.B. Milzperforation bei M. Pfeiffer, Ruptur einer Pankreas-
zyste

Vorgetäuschter Aszites
Adipositas, Riesenkystome, Harnverhaltung, Hydronephrosen

Grundprogramm

Anamnese

Schilderung des Vorgangs: Erstmaliges Ereignis oder mehrfach auftretend, seit wann, wie oft? Umstände, Hergang und Dauer des Ereignisses? Möglichst auch Fremdanamnese dazu.
Vorempfindungen? Auslösende Bedingungen? Bestimmte Kopfhaltung? In welcher Körperlage? Husten, Lachen, Wasserlassen? Einleitung des Anfalls durch Schwächegefühl, Übelkeit, Schwitzen, Schwarzwerden vor den Augen?
Vollkommen ausgelöschtes oder noch teilweise erhaltenes Bewußtsein? Hinstürzen? Verletzungen? Bewegungen während des Anfalls? Zungenbiß? Unwillkürlicher Abgang von Urin, Stuhl? Blässe oder Blauverfärbung des Gesichts während des Anfalls?
Nach dem Anfall: Kopfschmerzen? Zeitweise Desorientiertheit? Sprachstörungen? Vorübergehende Ausfälle von Kraft und Bewegungen?

Ursächliche Faktoren: Vorerkrankungen, insbes. von Herz und Kreislauf? Bluthochdruck? Herzklappenfehler? Rheumatisches Fieber? Herzschmerzen, in Ruhe und unter Belastung? Unregelmäßigkeiten des Herzschlages, Stolpern, Aussetzen, Jagen? Durchgemachte Erkrankungen des Zentralnervensystems? Frühere Schädelverletzungen?
Nierenleiden? Körpergewichtsentwicklung? Alkoholkonsum? Medikamente, insbes. Digitalis, Antiarrhythmika, Antiepileptika?

Befund

Allgemein: Verletzungen? Hämatome, Druckschmerzhaftigkeiten? Inspektion der Zunge auf Bißstellen, Narben.

Kardiologischer Status, insbes. längere Beobachtung des Herzrhythmus. Karotissinus-Druckversuch.

Angiologischer Status, insbes. Tasten der A. carotis und A. temporalis, Auskultation über der A. carotis und A. subclavia sowie über den Augäpfeln.

Neurologischer Status

Technische Verfahren

Labor: Blutsenkung, Blutbild; Urinstatus. Blutzucker. Kreatinin im Serum.

Elektrokardiogramm

Röntgen: Thorax-Aufnahme

Indikationen für gezielte Untersuchungen

Anfälle bei bestimmten Kopfhaltungen	Reproduktionsversuch, Karotissinus-Druckversuch, jeweils unter Ekg-Überwachung
Stenosegeräusche über den Halsarterien, Blutdruckdifferenzen an den Armen	Phonangiographie Oszillographie, vor und nach Belastung der Armmuskeln Angiographie
Verdacht auf kardiale Genese, jedoch kein augenblicklich faßbarer Befund; anhaltend ungeklärte Diagnose	Langzeit-Ekg-Überwachung mit Monitor-, Speicher- oder Telemetrie-Ekg
Kollaps – s. S. 168	
Stärkere Übergewichtigkeit	PCO_2 mit Säure-Basen-Status, PO_2 Elektrolyte im Serum
Motorische Phänomene während des Anfalls? keine anderweitig klare Diagnose	Elektroenzephalographie Röntgenaufnahme des Schädels Augenhintergrund

Liste der Krankheiten und Syndrome

Kardiovaskuläre Störungen

Kardial, ggf. auch in Kombination mit vaskulären Faktoren
Bradykardien: a-v- und s-a-Überleitungsstörungen, Asystolie
Tachykardien: Paroxysmale Tachykardie und Tachyarrhythmie, Salven von Extrasystolen, passageres Kammerflimmern
Aortenklappenstenose, selten andere Vitien, Vorhoftumoren
Akuter Myokardinfarkt

Vaskulär, ggf. auch Kombinationen von organischen und funktionellen Veränderungen
  Kollaps – s. S. 168
    Hierbei insbes.: Karotissinus-Syndrom, Husten- und Lachsynkopen
  Verschlüsse, Stenosen und Kinking der A. carotis und A. vertebralis, einschl. Steal-Syndrome, Kompressionen, Mikroembolien; „Drop attacks"

Zerebral bedingte kurzdauernde Bewußtseinsstörungen
Epilepsien einschl. EPH-Syndrom; generalisierte, fokale und fokal beginnende, sekundär generalisierte Anfallsleiden
Narkolepsie
Pickwick-Syndrom

Unechte Bewußtseinsstörungen
Hysterische Zustände
Simulation

Grundprogramm

Anamnese

Zum Krankheitsbild, möglichst Fremdanamnese: Hergang? Vorauslaufende und begleitende Erscheinungen: Fieber? Durst, große Urinmenge? Durchfall? Erbrechen? Kopfschmerzen? Husten, Atemnot?

Ursächliche Faktoren: Ist eine Vergiftung möglich? Ggf. Beischaffen
von Medikamentenresten, Flaschen und dergl.
Vorkrankheiten: insbes. Diabetes, Nierenleiden, Hochdruck, Herz-,
Lungen- und Leberkrankheiten? Schädelverletzungen oder andere
Unfälle? Alkoholismus, Drogenabhängigkeit?
Medikamente: insbes. Insulin, orale Antidiabetika? Krampfmittel?

Befund

Inspektion: Atmung: Frequenz und Tiefe? Geruch nach Azeton,
Urin? Hautfarbe: Blässe, Zyanose? Ikterus? Schweiß? Kristalle auf
der Gesichtshaut? Blasenbildung an Druckstellen? Erkennbare Stellen von früheren Injektionen?
Hinweise auf chronisches Leberleiden: Spidernaevi, Bauchglatze, Palmarerythem?
Trockenheit der Zunge? Verstreichen der Hautfalten auf Exsikkose
prüfen. Ödeme? Halsvenenstauung?

Palpation: Abnorme Resistenzen im Bauch? Lebervergrößerung?
Aszites? Gefüllte Blase tastbar? Augenbulbusdruck prüfen.

Kreislaufsystem: Pulsfrequenz, Blutdruck. Perkussion und Auskultation von Herz und Lunge. Zeichen einer Stauungsinsuffizienz?

Zentralnervensystem: Bestimmung der Tiefe der Bewußtseinsstörung
durch Anruf und Schmerzreize, bzw. der qualitativen Veränderung.

Nackensteifigkeit? Achten auf Spontanbewegungen der Extremitäten. Asymmetrien der Gesichtsmuskulatur? Augenstellung? Pupillenweite und -reaktionsfähigkeit? Prüfen des Muskeltonus, der Eigenreflexe und der pathologischen Reflexe.

Technische Verfahren

Schnellteste sofort: Urin auf Glukose und Eiweiß; falls Glukose positiv dazu auf Azeton. Blutzucker, Harnstoff.

Elektrokardiogramm

Laboruntersuchungen: Sobald praktikabel
Blutzucker, Kreatinin im Serum, Blutbild, Urinstatus

Indikationen für gezielte Untersuchungen

Diagnose nach Anamnese und körperlichem Befund noch nicht eindeutig, Diabetes, schweres Krankheitsbild	Säure-Basen-Status im Blut Elektrolyte (Na, K, Cl, Ca)
Hinweise auf exogene Vergiftung	Aufbewahren von Mageninhalt, Urin u.a. für den Fall, daß noch eine Analyse notwendig wird.
Verdacht auf inhalative Vergiftung	CO-Hämoglobinbestimmung
Blutzucker erniedrigt	Probatorische Glukoseinjektion
Verdacht auf Nierenleiden	Kreatinin und Harnstoff im Serum Säure-Basen-Status Elektrolyte

Ikterus	Bilirubin im Serum und Urin Urobilinogen im Urin Transaminasen, mindestens GOT, GPT Gerinnungsteste: Quick, Heparin-Toleranz-Test oder PTT Rektale Palpation: Stuhlfarbe prüfen.
Zyanose; pathologischer Herz- und Lungenbefund	Röntgenbild des Thorax Säure-Basen-Status
Exsikkose; Ödeme	Elektrolyte
Spontan abnorm niedrige Körpertemperatur	Myxödemdiagnostik – s. S. 224
Verdacht auf Schilddrüsenerkrankung	PBJ – s. S. 224
Verdacht auf Schädeltrauma	Röntgenaufnahme des Schädels
Nackensteifigkeit	Nach Ausschluß einer Stauungspapille durch Augenspiegelung Lumbalpunktion
Verdacht auf zerebral-vaskuläre Erkrankung	Herzbefund überprüfen Arterienpulse palpieren, insbes. A. carotis und A. temporalis. Auskultation der Halsarterien, über den Augäpfeln.
Anhaltende Unklarheit bei Verdacht auf zerebrale Erkrankung, raumfordernder Prozeß nicht auszuschließen	Fachneurologisches Konsil, danach ggf. weitere Diagnostik, Echoenzephalographie zerebrale Angiographie, EEG

Liste der Krankheiten und Syndrome

Exogene Vergiftungen

Schlaf- und Beruhigungsmittel
Alkohol
Opiate und andere Rauschmittel
Kohlenmonoxyd, Kohlendioxyd
Gifte: u.a. organische Lösungsmittel, Trichloräthylen, Schwefelwasserstoff, Parathion, Belladonna
Entzugserscheinungen bei chronischem Abusus, insbes. von Alkohol, Schlafmittel, Rauschmittel

Allgemeine Erkrankungen mit zerebralen Auswirkungen

Kreislaufstörungen
Kollaps – s. S. 168, einschl. postischämischer Zustände
Herzinsuffizienz, ggf. in Kombination mit anderen Faktoren
Anämie, ggf. in Kombination mit anderen Faktoren

Diabetes mellitus
Ketoazidotisches Koma
Hyperosmolares nichtazidotisches Koma
Laktatazidose, insbes. bei Phenformin- und Buforminbehandlung

Hypoglykämie
Induziert durch: Insulin, orale Antidiabetika, Alkohol
Spontan bei: Inselzellenadenom, Hyperinsulinismus, Dumping-Syndrom, renale Glykosurie, Galaktosämie, Fruktoseintoleranz, Nebenniereninsuffizienz, extrapankreatische Tumoren, Hunger, Malabsorption

Urämie

Überwässerungs-Syndrom bei Niereninsuffizienz

Schwangerschaftseklampsie, EPH-Syndrom

Koma hepaticum
Leberzerfall
Leberausfall, insbes. bei Oesophagusvarizenblutung

Hyperkapnie
Dekompensiertes Emphysem
Koma asthmaticum, ev. in Kombination mit Medikamentenwirkung

Paraproteinämisches Koma bei Plasmozytom, M. Waldenström

Infektionskrankheiten, insbes. Sepsis, Typhus abdominalis

Elektrolytstörungen
Hyper- und Hypokalzämie
Hypokaliämie
Hypernatriämisches-hyperosmolares Koma; Salzmangel-Syndrom
Hyponatrie bei Bartter-Syndrom

Endokrine Störungen
Thyreotoxische Krise
Myxoedem
Addison-Krise
Hypophyseninsuffizienz

Physikalische Schädigungen
Unterkühlung
Blitzschlag, elektrisches Trauma
Insolation
Gasembolien, Caisson- und Taucherkrankheit
Fettembolie

Lokale zerebrale Erkrankungen

Gefäßsystem
Passagere Ischämie bei arteriellen Stenosen und Verschlüssen, ggf.
auch in Kombination mit Blutdruckabfall; Mikroembolien

Enzephalomalazie bei arterieller Thrombose, Stenose, Embolie
einschl. Koma vigile bei Basilaristhrombose
Enzephalorrhagie, einschl. akute Einblutung bei Tumoren
Subarachnoidalblutung
Hirnsinusthrombose

Trauma
Commotio
Contusio, einschl. Durchgangssyndrome, apallisches Syndrom
Subdurale und epidurale Hämatome

Entzündungen des Gehirns und der Hirnhäute
Meningitiden
Enzephalitiden
Pseudoenzephalitis hämorrhagica Wernicke

Raumfordernde Prozesse
Benigne Tumoren
Maligne, primäre und sekundäre Tumoren
Hirnabszeß
Chronisches Subduralhämatom, Pachymeningitis hämorrhagica
interna

Krampfleiden, Status epilepticus

Unechte Bewußtseinstörungen
Psychosen
Hysterie
Simulation

Grundprogramm

Anamnese

Gegenwärtige Beschwerden: Menge des Erbrochenen? Schwarzfärbung des Stuhlgangs in letzter Zeit? Schmerzen im Oberbauch? Sodbrennen? Schluckbeschwerden? Verstärkung von Druckgefühl hinter dem Brustbein im Liegen?

Mögliche Begleiterscheinungen: Allgemeine Schwäche, Schwarzwerden vor den Augen? Appetitlosigkeit, Übelkeit, Aufstoßen? Druck und Völlegefühl im Oberbauch? Vermehrte Blähungen? Gewichtsabnahme?

Ursächliche Faktoren: Durchgemachte Gelbsucht und andere Lebererkrankungen? Andere Baucherkrankungen und Operationen? Gallensteine? Alkoholkonsum und -verträglichkeit?
Medikamente: insbes. Rheumamittel und Hormonpräparate?
Vergiftungen? Verschlucken von Fremdkörpern? Trauma in der Lebergegend? Neigung zu blauen Flecken in der Haut, zu Nasenbluten?

Befund

Inspektion: Ikterus der Haut und Schleimhäute? Blutfülle der Konjunktivalgefäße, allgemeine Blässe? Bräunlich-grüner Kornealring? Pigmentationen der Haut? Teleangiektasien, insbes. an Lippen, Wangen, Händen? Spidernaevi? Hautblutungen? Kneifversuch.
Abnormer Behaarungstyp? Gynäkomastie? Palmarerythem? Uhrglasnägel? Froschbauch, sichtbare Venenzeichnung der Bauchhaut? Geruch der Atemluft?

Palpation und Perkussion: Schmerzhaftigkeiten und Spannung der Bauchdecken? Meteorismus? Aszites? Prüfung der Undulation, Perkussion bei Lagewechsel.

Leber: Größe, Form, Konsistenz? Gallenblase: Tastbarkeit, Druckempfindlichkeit? Milz: Tastbarkeit, Größe, Form, Konsistenz?

Kreislaufstatus: Herzfrequenz und -rhythmus, Blutdruck. Schweißbildung? Akrale Hauttemperatur?

Sonstiges: Fingertremor? Schriftprobe. Rektale Tastung, dabei auf die
Farbe von Stuhlpartikeln am Handschuh achten.

Technische Verfahren

Labor: Blutbild einschl. Hämatokrit. Urinstatus einschl. Gallenfarb-
stoffe.
Quicktest; Globaler Gerinnungstest: Heparin-Toleranz-Test oder
Partielle Thromboplastinzeit (PTT)

Indikationen für gezielte Untersuchungen

Verdacht auf Blutung im Mund-, Nasen- und Rachenraum	HNO-Fachärztliches Konsil
Jedes Erbrechen von mehr als geringfügigen Mengen Blut ohne bereits bekannte und nicht angehbare Blutungsquelle	Notfall-Endoskopie mit Fiberskop mit Vorausblick zur kombinierten Inspektion von Oesophagus, Magen und Duodenum
Falls Endoskopie nicht möglich, Allgemeinzustand noch ausreichend	Röntgen: Magen-Darm-Passage mit Darstellung des Oesophagus
Endoskopie bei der Lokalisation der Blutungsquelle erfolglos, Freispülen gelingt nicht	Angiographische Lokalisation möglich, selektive Katheterangiographie mit Beobachtung von Kontrastmittelaustritt.
Verdacht auf Leberkrankheit	Laboruntersuchung des Serums: Fermente: GOT, GPT, LDH, GLDH, γGT Alkalische Phosphatase. Bilirubin. Elektrophorese. Ammoniak. Eisen und Kupfer.

Hämorrhagische Diathese – s. S. 120
Aszites – s. S. 33

Fraglicher Alkoholabusus	Fremdanamnese
Anhaltend ungeklärtes Bluterbrechen	Chirurgisches Konsil mit der Frage einer Laparotomie

Liste der Krankheiten und Syndrome

Verschlucktes Blut aus Mund, Nasenrachenraum und Atemwegen

Oesophagus
Oesophagusvarizen
  Leberzirrhose
  Extrahepatische Verschlüsse der V. portae und ihrer Äste
Mallory-Weiß-Syndrom
Ulkus
Fremdkörperverletzungen
Tumoren
Arrosionen durch Mediastinaltumoren und Aneurysmen

Magen
Hiatushernie
Ulkus einschl. Streß-Ulkus
Erosive Gastritis einschl. akute solitäre Erosion Dieulafoy
Verätzungen durch Säuren und Laugen
Medikamente: insbes. Phenylbutazon, Acid. acetylosal., Kortikoide
Tumoren
  Karzinome und Sarkome
  Polypen
  Hämangiome
Teleangiektasien bei Morbus Osler

Duodenum
Ulkus
Duodenaldivertikel
Hämobilie nach Lebertrauma
Gallenblasenperforation in das Duodenum
Hämorrhagische Diathesen – s. S. 120

Schwere fieberhafte Allgemeinkrankheiten: Variola, Gelbfieber,
Cholera, Malaria

Grundprogramm

Anamnese

Nähere Beschreibung des Symptoms: Menge und Häufigkeit des Blutauswurfs? Im Zweifel differenzieren zwischen Bluthusten und Bluterbrechen: Hustenreiz oder Würgen? Blut flüssig oder geronnen? Beimischung von sonstigem Material, Schaum? Saurer Geschmack und Geruch? Sonstiger Hustenreiz und Auswurf? Menge und Aussehen des Auswurfs? Abhängigkeit von der Körperlage? Frühere Blutungen?

Mögliche Begleiterscheinungen: Fieber? Schluckbeschwerden? Atemnot? Schmerzen bei der Atmung? Neigung zu blauen Flecken in der Haut? Gewichtsabnahme?

Ursächliche Faktoren: Rauchen, jetzt und früher? Staubberuf? Frühere Lungenerkrankungen? Heilstättenbehandlung? Frühere Röntgenbilder der Lungen, auch Schirmbilder, erreichbar?
Vorbestehende Herzleiden? Hoher Blutdruck? Venenerkrankungen? Längere Bettlägerigkeit? Fremdkörperaspiration möglich? Erkrankung des Kehlkopfes, des Rachens und der Nebenhöhlen?

Befund

Inspektion: Zyanose? Anämie? Hautblutungen? Nasenflügelatmen? Dyspnoe? Uhrglasnägel, Trommelschlegelfinger? Teleangiektasien an den Lippen, sonst im Gesicht? Inspektion des Mund- und Rachenraumes?

Palpation: Lymphome in den typischen Regionen, insbes. am Hals und axillar?

Lungen: Seitendifferenzen bei der Atmung? Einziehungen? Perkussion und Auskultation.

Kardiologischer Status: Puls und Blutdruck; Herzgröße, Herztöne und -geräusche? Stauungssymptome im kleinen und großen Kreislauf, insbes. Hervortreten der Halsvenen, Leberschwellung?

Schwellungen und venöse Stauung an den Beinen? Lokale Druckempfindlichkeit, insbes. der Waden?

Technische Verfahren

Labor: Blutsenkung, Blutbild, Urinstatus

Röntgen: Thoraxaufnahme und -durchleuchtung

Bakteriologische Untersuchung des Sputums, insbes. auf Tbc

Indikationen für gezielte Untersuchungen

Thoraxaufnahme ergibt:

Verdacht auf Tuberkulose	Serie von bakteriologischen Untersuchungen von Sputum und Magensaft, ggf. Kultur und Resistenzbestimmung Röntgen: Tomographie
Verdacht auf Lungeninfarkt, bei wesentlichen therapeutischen Folgerungen	Lungenszintigramm Phlebographie der Bein- und Beckenvenen
Verdacht auf Tumor	Zytologische Sputumuntersuchung Röntgen: Tomographie Bronchoskopie

| *Körperliche Untersuchung und* | HNO-Konsiluntersuchung |
| *Röntgenaufnahme ohne Befund* | Bronchoskopie |

| *Anhaltende Zweifel über den* | Endoskopische Untersuchung |
| *Ursprungsort einer Blutung* | von Oesophagus, Magen und Duodenum |

Liste der Krankheiten und Syndrome

Oral

Trauma, einschl. postoperativ
Zahnfleischblutungen; Glossitis mit Fissuren
Teleangiektasien; Hämangiome
Tumoren
Hämorrhagische Diathese

Nasal

Epistaxis einschl. M. Osler
Tumoren

Pharyngeal

Akute Pharyngitis
Tumoren
Verletzungen, einschl. verschluckte Gräten, Knochen u. a.

Laryngeal

Akute Laryngitis
Papillome
Karzinome

Tracheal

Akute Tracheitis
Tumoren
Varizen

Bronchial
Akute und chronische Bronchitis
Bronchiektasen
Fremdkörper, einschl. Bronchusstumpf-Fadengranulom
Bronchialkarzinom
Bronchialadenom; Bronchialzysten
Einbruch tuberkulöser und anthrakotischer Lymphknoten in einen Bronchus

Pulmonal
Aktive Tuberkulose
Pneumonie, einschl. Grippepneumonie und Ornithose
Lungenabszeß, Lungengangrän, septische pulmonale Aneurysmen
Trauma
Tumormetastasen
Endometriose
Staublunge; Sarkoidose; Wabenlunge; Amyloidose
Mykosen
Parasiten: Askariden, Hydatiden-Zysten, Echinokokkus
Idiopathische Lungenhämosiderose
Hamman-Rich-Syndrom
Goodpasture-Syndrom
Wegenersche Granulomatose

Kardiovaskulär
Linksherzversagen
Chronische Lungenstauung, insbes. Mitralstenose
Lungeninfarkt
Arterio-venöses Lungenaneurysma, andere kongenitale Anomalien
Aortenaneurysma, perforiert
Postinfarkt-Syndrom
Primäre Pulmonalsklerose

Generalisierte Blutungen
Hämorrhagische Diathese s. S. 120
M. Osler mit multiplen Teleangiektasien

Grundprogramm

Anamnese

Gegenwärtige Beschwerden: Rotes Blut sichtbar oder schwarzer teerartiger Stuhl? Menge des beobachteten Blutes? Aufgetropft oder mit dem Stuhl gemischt? Schleimbeimengungen? Schmerzen bei der Stuhlentleerung? Stuhldrang? Unbemerkter Stuhlabgang? Blähungen? Durchfälle, Verstopfung?

Mögliche Begleiterscheinungen: Fieber? Schmerzen, im Zusammenhang mit Mahlzeiten, nüchtern, unregelmäßig, lageabhängig? Sodbrennen? Schluckbeschwerden? Übelkeit, Erbrechen? Unverträglichkeit von Speisen? Gewichtsabnahme?

Ursächliche Faktoren: Frühere Baucherkrankungen? Gelbsucht? Alkoholkonsum? Rauchen? Medikamente, insbes. Antirheumatika, Antikoagulantien? Hautblutungen, Nasenbluten? Herzleiden? Lungentuberkulose? Zyklusabhängigkeit der Blutabgänge?

Befund

Allgemeine Inspektion: Hautblässe? Hautblutungen? Ikterus? Spidernaevi, Palmarerythem, Geldscheinhaut, vermehrtes bräunliches Pigment? Teleangiektasien, insbes. an den Lippen? Periorale Pigmentflecken?

Abdomen: Bauchglatze? Aszites? Meteorismus? Darmsteifungen? Palpation: Resistenzen und Druckschmerzhaftigkeiten im Bauch? Leber und Milz: Größe, Form und Konsistenz? Lymphome? Auskultation: Darmgeräusche? Gefäßgeräusche über den Beckenarterien?

Sonstiges: Fieber? Blutdruck, Pulsfrequenz.
Anale Inspektion, rektale Palpation.

Technische Verfahren

Labor: Blutbild mit Hämatokrit; Urinstatus mit Gallenfarbstoffen.
GOT, GPT, γ-GT
Quicktest; Globalgerinnungstest: Heparin-Toleranz-Test oder PTT

Indikationen für gezielte Untersuchungen

Teerstuhl oder okkulte Blutung	Röntgen: Magen-Darm-Passage mit Darstellung des Oesophagus Endoskopie von Oesophagus, Magen und Duodenum
Desgleichen, Endoskopie und Magen-Darm-Passage ohne Befund	Kolonkontrasteinlauf unter besonderer Beachtung von Colon ascendens und distalem Ileum
Rotes Blut im Stuhl, keine Infektionskrankheit anzunehmen	Rektoskopie bzw. Proktoskopie Röntgen: Kolon-Kontrasteinlauf Koloskopie
Desgleichen, Kolon, Sigma und Rektum ohne Befund	Röntgen: Magen-Darm-Passage Gastroduodenoskopie

Liste der Krankheiten und Syndrome

Teerstuhl, einschl. okkulte Blutung

Aus dem Nasen-Rachen-Raum und dem Respirationstrakt stammendes und verschlucktes oder als Nahrungsmittel aufgenommenes Blut

Oesophagus
Varizen
Karzinom
Oesophagitis, Ulkus
Arrosionen durch Tumoren und Aneurysmen

Magen
Hiatushernie
Mallory-Weiß-Syndrom
Ulcus ventriculi einschl. Ulcus Dieulafoy
Karzinom und andere maligne Tumoren
Erosive Gastritis, Verätzungen, einschl. Medikamentenfolgen (Phenylbutazon, Salizylate, Kortikoide)
Polyposis, einschl. Peutz-Jeghers-Syndrom
Teleangiektasien, Morbus Osler, Hämangiome
Nahtinsuffizienz nach Operationen

Duodenum
Ulcus duodeni
Karzinom, Metastasen
Polypen, Antrumprolaps
Divertikel
Hämobilie

Jejunum
Ulcus pepticum jejuni
Maligne und benigne Tumoren, Metastasen

Vorgetäuschter Teerstuhl durch Eisenpräparate, dunkle Nahrungs-
mittelreste

Rotes Blut im Stuhl

Bisher genannte Leiden bei größerer Menge und beschleunigter
Passage

Dünndarm
Infektionen, insbes. Typhus abdominalis
Enteritis necroticans; Enteritis regionalis
Mesenterialarterienthrombose und -embolie
Mesenterialvenenthrombose
Periarteriitis nodosa
Bauchtrauma
Dünndarmtumoren
Strangulation und Invagination
Meckelsches Divertikel

Dickdarm
Infektionen, insbes. Shigellosen, Amöbiasis
Darmtuberkulose
Colitis ulcerosa
Hämorrhagische Enterokolitis; ischämische nichtgangränöse Kolitis
Kolon-Karzinom
Polypose einschl. Peutz-Jeghers-Syndrom
Divertikulitis
Endometriose
Invagination
Aneurysma-Perforation

Enddarm
Hämorrhoiden
Karzinom, primär und infiltrativ gewachsen
Polyposis
Verletzungen, Fissuren

Solitärulkus; Fisteln; M. Crohn; Strahlenulkus
Analprolaps
Bilharziose

Generalisierte Störungen
Hämorrhagische Diathese, insbes. Purpura Schönlein-Henoch — s.
S. 120

Grundprogramm

Anamnese

Gegenwärtige Beschwerden: Schmerzen: beim Wasserlassen? In der Nierengegend? Kolikartig? Anhaltend? Ausstrahlung in die Blase und Genitalien? Urinmenge? Wie oft wird Urin gelassen, am Tage, in der Nacht?

Mögliche Begleiterscheinungen: Schwellungen: an den Beinen? Im Gesicht? Gewicht, jetzt und früher? Kopfschmerzen? Sehstörungen? Schwindel? Atemnot? Übelkeit, Erbrechen? Gelenkschmerzen?

Ursächliche Faktoren: In der letzten Zeit durchgemachte Infekte? Angina? Frühere Blasen- und Nierenkrankheiten? Blasenkatheter? Unfälle und Verletzungen?
Diabetes mellitus? Gicht? Bluthochdruck? Tuberkulose?
Medikamente: insbes. Kopfschmerzmittel, Antikoagulantien?
In der Familie: Nierenkrankheiten? Hochdruck?

Befund

Inspektion: Abnorme Atemtiefe und -frequenz? Foetor ex ore? Hautfarbe: Blässe? Gelblichgrauer Farbton? Bräunliche Pigmentationen im Gesicht? Hautblutungen? Prüfen des Hautturgors auf Exsikkose oder Ödeme. Hinweise auf chronische Tonsillitis?

Abdomen: Palpation: Nieren tastbar? Gefüllte Blase tastbar?
Leber und Milz: Größe, Form und Konsistenz. Lokale Schmerzhaftigkeiten? Schlagschmerz in den Nierenlagern? Rektale Palpation.

Kardiologischer Status zum Ausschluß eines Vitiums bzw. einer Endokarditis.

Allgemein: Körpergewicht. Temperatur.

Technische Verfahren

Labor: Urinstatus mit quantitativer Bestimmung der Ausscheidung von Erythrozyten, Leukozyten und Eiweiß pro Stunde bzw. 24 Std Differenzieren zwischen Hämoglobinurie und Erythrozyturie durch Zentrifugieren.
Blutbild mit Hämatokrit.
Kreatinin und Harnstoff im Serum; Blutzucker.
Quicktest, globaler Blutgerinnungstest, z. B. Heparin-Toleranztest oder PTT

Röntgen: Thorax-Aufnahme

Elektrokardiogramm

Indikationen für gezielte Untersuchungen

Verdacht auf lokalisierte Erkrankung der ableitenden Harnwege, Nachweis einer obstruktiven Uropathie, Fragestellung eines operativen Eingriffs	Konsil mit Urologen mit der Frage einer Übernahme in Fachbehandlung
Schmerzen, unklare Krankheitsbilder	Urographie, ggf. mit Tomographie
Leukozyturie	Bakteriologische Kultur von Mittelstrahlurin
Harnwegsinfektion zweifelhaft	Urinkultur nach Blasenpunktion
Erythro- und Leukozyturie ohne Bakteriurie	Ziehl-Neelsen-Färbung Kultur auf Tbc., im Zweifel Tierversuch

Akutes Fieber mit Ikterus	Transaminasen Nackensteifigkeit überprüfen Agglutinations-Lysis-Test, KBR auf Leptospirose
Herzklappenfehler, längerdauerndes ungeklärtes Fieber	Blutkulturen
Anhaltendes Fieber, ev. Polyglobulie, anhaltend ungeklärtes Krankheitsbild, auch bei nicht als pathologisch befundetem Urogramm	Nierenangiographie
Verdacht auf Nierenparenchymerkrankung	Serumeiweiß, Elektrophorese
Kreatinin zwischen 1.0 und 1.4 mg%. Sonderfragestellungen	Konzentrationsversuch Clearance, z. B. mit ^{51}Cr-EDTA
Blutdruckerhöhung	Augenhintergrund Antistreptolysin-Titer
Glukosurie, Blutzucker erhöht	Blutzucker-Tagesprofil Glukose-Ausscheidung/24 Std Im Zweifel oraler Glukose-Toleranztest
Abdominalschmerzen	α − Amylase − s. S. 1
Nierensteinleiden bekannt	Ggf. Steinanalyse Harnsäure, Kalzium, Phosphor im Serum Alkalische Phosphatase Quantitative Ausscheidung von Ca und P im Urin

Hyperkalzämie	Röntgenaufnahmen des Skeletts
Hörstörungen	HNO-Konsiluntersuchung Familienanamnese auf Nieren-krankheiten überprüfen

Hämorrhagische Diathese — s. S. 120

Unklares Krankheitsbild mit Be-teiligung mehrerer Organe	LE-Zellen, Antihumanglobulin Kollagenosen ausschließen
Weitgehender Verdacht auf Glo-merulonephritis (Erythrozyturie + Proteinurie + geringgradige Leukozyturie)	Nierenbiopsie zur histologischen Sicherung, prognostischen Beur-teilung und zum Entscheid, ob Cortisontherapie sinnvoll

Liste der Krankheiten und Syndrome

Hämoglobinurie, siehe Hämolytische Anämie — s. S. 17

Erythrozyturie

Harnröhre
Trauma, Fremdkörper, Katheterverletzungen
Urethritis
Tumoren

Prostata
Karzinom
Prostatitis

Blase
Hämorrhagische Zystitis, einschl. Zytostatika-Folgen
Blasensteine, Fremdkörper; Blasenverletzungen
Karzinom, andere maligne Tumoren

Papillom, Angiom
Blasentuberkulose
Divertikel
Blasenvarikose in der Gravidität; Endometriose
Bilharziose

Ureteren
Steine
Tumoren
Trauma, einschl. Katheterverletzungen

Nierenbecken
Steine
Nierentrauma
Maligne Tumoren
Benigne Tumoren

Nierenparenchym
Glomerulonephritiden: akute, subaktue und chronische Verlaufsformen, histologische Untertypen
Herdnephritis, insbes. bei Sepsis und bakterieller Endokarditis
Leptospirosen
Goodpasture-Syndrom
Wegenersche Granulomatose
Kollagenosen: Periarteriitis nodosa, Lupus Erythematodes
M. Schönlein-Henoch
Hereditäre chronische Nephritis (Alport-Syndrom)
Chronische interstitielle Nephritis, insbes. bei Phenazetinabusus
Pyelonephritis mit obstruktiver Uropathie
Pyelonephritis ohne Obstruktion, insbes. bei Diabetes mellitus
Papillenspitzennekrose bei Diabetes oder Phenazetinniere
Nierenabszeß
Nierentrauma
Hypernephroides Karzinom
Arteriosklerose, maligne Hypertonie
Niereninfarkt, Aneurysma dissecans
Nierenvenenthrombose

Nierentuberkulose
Pankreatitis
Zystennieren
Stauungsnieren bei Herzinsuffizienz
Intoxikationen
Hydatiden

Hämorrhagische Diathese — s. S. 120

Blutbeimischung im Urin bei vaginalen Blutungen

Vorgetäuschte Hämaturie durch andere Verfärbungen:
Porphyrie, Myoglobinurie, Alkaptonurie
Beeturie, nach Genuß von roten Beeten (Rahnen, Randen)

Grundprogramm

Anamnese

Gegenwärtige Beschwerden: Gefühl des Herzaussetzens oder Stolperns? Kollaps oder Schwindelzustände?

Mögliche Begleiterscheinungen: Ist die körperliche Leistungsfähigkeit erhalten oder sogar besonders gut? Falls überhaupt Beschwerden bestehen: Brustschmerzen, spontan, nach Belastung? Schmerzen anfallsweise, wie lange jeweils, anhaltend? Atemnot, in Ruhe und nach Belastung? Kopfschmerzen? Erbrechen? Kältegefühl? Obstipationsneigung?

Ursächliche Faktoren: Wird ein Ausdauersport betrieben oder eine schwere körperliche Arbeit ausgeübt? Frühere Herz- und Kreislauferkrankungen? Infektionskrankheiten? Gelenkbeschwerden? Nierenleiden? Frühere Strumaoperationen oder andere Schilddrüsenerkrankungen?
Medikamente, insbes. Digitalispräparate?

Befund

Allgemein: Ernährungs- und Kräftezustand? Akrale Hauttemperatur? Dicke, Trockenheit und Rauhigkeit der Haut? Gedunsenheit des Gesichtes? Haarausfall? Ikterus?

Kardiologischer Status: Zyanose? Dyspnoe? Atemfrequenz? Pulsfrequenz und -rhythmus unter Vergleich mit der Herzaktion. Änderung der Frequenz bei Belastung? Halsvenenstauung? Abweichung des Jugularvenenpulses vom Herzrhythmus? Orientierende Perkussion von Herzgröße und -form. Spitzenstoß tastbar, hebend, verbreitert? Auskultation: Herzgeräusche, Vorhoftöne? Änderungen der Lautstärke des 1. Herztons, Kanonenschlagphänomen?

Stauungssymptome: Stauungskatarrh der Lungen, Leberschwellung,
Ödeme, Pleuraerguß?

Neurologischer Übersichtsstatus, insbes. Prüfung auf Nackensteifigkeit.

Technische Verfahren

Elektrokardiogramm

Röntgen: Thoraxaufnahme

Indikationen für gezielte Untersuchungen

Brustschmerzen − s. S. 70
Herzinsuffizienz − s. S. 127
Kollaps − s. S. 168
Kopfschmerzen − s. S. 174
Erbrechen − s. S. 97
Ikterus − s. S. 154
Myxoedemverdacht − s. S. 224

Digitalis-Medikation	Probatorische Pause; Kalium und Kreatinin i. S.
Infekte in letzter Zeit	Antistreptolysin-Titer
Anhaltend ungeklärte Bradykardie	Belastungsversuch mit Ekg-Überwachung, Beobachtung von Leistungsfähigkeit, Pulsfrequenzanstieg und Ekg-Veränderungen PBI und ggf. weitere Schilddrüsendiagnostik − s. S. 224

Liste der Krankheiten und Syndrome

Sinusbradykardie

Physiologisch
Schlaf
Karotisdruck
Ausdauertraining
Konstitutionell

Pathologisch
Unterernährung
Hypothermie
Myxoedem
Bradykarde Kollapsformen
Postinfektiös
Sick-sinus-Syndrom (Sinusknotensyndrom)
Hirndruck
Ikterus
Medikation und Intoxikation, insbes. Digitalis, Chinidin, Muskarin

Atrioventrikulärer Block

Angeboren
Mit Vitien: Ventrikelseptumdefekt, Transpositionen
Ohne Vitium

Erworben
Koronarinsuffizienz einschl. Infarkt und Infarktnarben
Toxisch: insbes. Digitalis
Myokarditis, insbes. bei akutem rheumatischem Fieber, Diphtherie
Essentielle Degeneration der Leitungsbahn (?)

Sinu-atrialer Block

Koronarinsuffizienz
Toxisch: insbes. Digitalis, Antiarrhythmika
Myokarditis

Bradyarrhythmie bei Vorhofflimmern

Koronarinsuffizienz
Toxisch: insbes. Digitalis
Myokarditis

Grundprogramm

Anamnese

Gegenwärtige Beschwerden: Abhängigkeit der Schmerzen von Belastung: beim Bergaufgehen, Treppensteigen, Lastentragen, Gehen bei Kälte, gegen den Wind, nach Mahlzeiten? Dauer der Schmerzen nach Ende der Belastung? Auftreten der Schmerzen in Ruhe, im Bett, im Augenblick des Hinlegens? Abhängigkeit von Aufregungen? Ausstrahlungen in den Hals, in den Unterkiefer, in den Rücken, in den Arm und in die Hand, in den Bauch? Umschriebener Schmerz? Beengendes Ringgefühl? Angst?
Schmerzen während der Nahrungsaufnahme? Schluckbeschwerden? Sodbrennen? Abhängigkeit von der Körperlage mit Besserung beim Aufstehen? Schmerzen bei tiefer Atmung?

Mögliche Begleiterscheinungen: Fieber? Kollaps und Schwindelzustände? Atemnot? Hustenreiz und Auswurf? Kribbeln in den Händen und um den Mund?

Ursächliche Faktoren: Frühere Herzkrankheiten? Blutdruck? Durchgemachte Lungenerkrankungen? Ergebnis früherer Röntgenaufnahmen von Lungen und Herz? Unfall und Verletzungen in letzter Zeit? Früher durchgemachte Lues? Todesfälle und Herzkrankheiten in der Umgebung?

Befund

Allgemein: Zyanose? Anämie? Dyspnoe, Atemfrequenz? Fieber? Hauttemperatur an den Akren? Schweiß, insbes. an der Stirn?

Brustkorb: Seitengleiche Atmung? Rippendruckschmerz? Hyperästhesien? Hauteffloreszenzen, insbes. Herpes zoster?

Kardiologischer Status: Pulsfrequenz, Herzrhythmus; Blutdruck. Orientierende Perkussion von Herzgröße und -form. Spitzenstoß verlagert, hebend, verbreitert? Herztöne und -geräusche. Vorhoftöne? Stauungssymptome?

Pulstastung an den typischen Stellen des Halses, der Arme und Beine im Vergleich, Auskultation über den großen Stämmen.

Lunge: Perkussion der Grenzen: Verschieblichkeit? Dämpfungen? Auskultation: Rasselgeräusche? Reiben? Bronchialatmen?

Beweglichkeit der Wirbelsäule und großen Gelenke?

Technische Verfahren

Labor: Blutsenkung, Blutbild, Urinstatus

Elektrokardiogramm

Röntgen: Thorax-Aufnahme

Indikationen für gezielte Untersuchungen

Ekg verdächtig auf Infarkt	Fermente CK und GOT mit Kontrollen im Verlauf; falls das Ereignis über 4 Tage zurückliegt dazu α-HBDH
Ekg nicht eindeutig für Infarkt, über 10 min anhaltender Schmerz, keine anderweitige Erklärung	Fermente: CK und GOT mit Kontrollen Ekg-Kontrollen, ggf. mit Ergänzung durch dorsale, höhere und tiefere Brustwandableitungen
Belastungsschmerz, Ekg nicht eindeutig, kein Anhalt für Infarkt	Ekg mit definierter Belastung, Ergometer oder Kletterstufe, unter Monitor-Überwachung
Frage einer Indikation zur Operation am Koronarsystem, Angina pectoris im jugendlichen Alter	Koronarangiographie
Herzinsuffizienz – s. S. 127	
Perikarditis ohne evidente Genese	KBR auf Coxsackie-Infektion, mit Kontrolle
Perikarderguß	Oszillogramm bei In- und Exspiration Probepunktion
Verdacht auf Perikarderguß, im Zweifelsfall	Szintigramm des Herzens nach Markierung des Blutes

Pulsdifferenzen an den Armen, zwischen Armen und Beinen, Kollapserscheinungen	Aneurysma dissecans erwägen
Erweiterung des Aortenbogen im Röntgenbild	Lues-Reaktionen im Serum
Pleuraerguß – s. S. 213 Knochenveränderungen – s. S. 163	
Schluckbeschwerden, Sodbrennen	Röntgen: Oesophagus und Magen
Verdacht auf Erkrankung von Oesophagus und Magen	Endoskopie
Fieberhafte Erkrankung mit heftigen Muskelschmerzen	Blutausstrich auf Eosinophilie KBR auf Coxsackie-Infektion, mit Kontrolle

Liste der Krankheiten und Syndrome

Herz

Myokardinfarkt, einschl. Postmyokardinfarkt-Syndrom
Angina pectoris bei Koronarinsuffizienz, ggf. im Zusammenwirken
mit Hypertonie, Klappenfehlern und Rhythmusstörungen, Cor pul-
monale
Prinzmetal-Angina
Myokarditis
Perikarditis
Contusio cordis
Herzneurose, Phobie

Pleura

Pleuritis aller Art, insbes.: Pneumonie, Infarkt, Tuberkulose, Tumoren, Pneumothorax, traumatisch und spontan, einschl. Hämato-
pneumothorax

Mediastinalraum

Mediastinitis; Mediastinalemphysem

Oesophagus
Hiatushernie
Refluxoesophagitis und andere Oesophagitiden
Ulkus
Tumoren
Divertikel
Achalasie (Kardiospasmus)

Aorta
Aneurysma dissecans
Aortitis und Aneurysma verum

Thoraxwand

Knochen
Trauma, insbes. Frakturen, auch Spontanfrakturen, Hustenfrakturen
Tumoren, einschl. leukämische Infiltrate
Osteomyelitis; Chondritis nach Salmonellosen
Osteoporose; Osteomalazie; primärer und sekundärer Hyperparathyreoidismus
Morbus Paget
Tietze-Syndrom

Muskel und Haut
Lokale entzündliche Prozesse
Myalgien; Muskelkater
Dermatomyositis
Trichinose

Nervensystem
Herpes zoster (auch vor Eruption des Exanthems!)
Coxsackie-Infektion
Radikuläre Nervenschäden: Tumoren, Wirbeltuberkulose, M. Bechterew

Gefäßsystem
Thorakale Phlebitis, Mondorsche Krankheit

Abdomen
Subphrenische Abszesse
Ausstrahlungen und reflektorische Zonen bei Ulkus, Cholelithiasis, Pankreatitis
Roemheld-Syndrom

Grundprogramm

Anamnese

Gegenwärtige Beschwerden: Zahl und Menge der Entleerungen? Breiige, flüssige Form? Blut und Schleim im Stuhl? Schmerzen im After?

Mögliche Begleiterscheinungen: Fieber? Bauchschmerzen? Kopfschmerzen? Appetitlosigkeit, Übelkeit, Erbrechen? Gewichtsverlust?

Ursächliche Faktoren: Umgebungserkrankungen? Besondere Nahrungsmittel, Gaststättenbesuch? Auslandsaufenthalt?
Medikamente, insbes. Abführmittel, Schlankheitsmittel, Antibiotika, Digitalis?
Frühere Erkrankungen, insbes. Nierenleiden, Herzklappenfehler?

Befund

Allgemein: Fieber? Benommenheit? Trockenheit von Haut und Schleimhäuten? Aktuelles Körpergewicht. Exantheme?
Pulsfrequenz, Blutdruck. Anhalt für Klappenfehler, absolute Arrhythmie?

Lokalbefund des Abdomens: Meteorismus? Druckschmerz, Abwehrspannung? Darmgeräusche? Gefäßgeräusche?

Rektale Palpation: Lokale Schmerzen? Beschaffenheit von Stuhlpartikeln am Handschuh?

Technische Verfahren

Labor: Urinstatus; Blutbild mit Hämatokrit; Blutzucker und Kreatinin im Serum.

Indikationen für gezielte Untersuchungen

Verdacht auf stärkeren Wasserverlust	Elektrolyte im Serum Säure-Basen-Status
Fieber	Bakteriologische Stuhlkultur
Benommenheit, Roseolenexanthem, anhaltendes Fieber	Blutkultur, insbes. Blut in Galle Agglutination, Gruber-Widal
Tropenaufenthalt	Amöben-Untersuchung in frischem Material
Medikamente	Auslaßversuch
Verdacht auf exogene Vergiftung	Arsennachweis in Haaren und Nägeln Quecksilbernachweis in Urin und Blut

Liste der Krankheiten und Syndrome

Infektionen
Salmonellosen: Typhus, Paratyphus, Gastroenteritiden
Shigellosen
Cholera
Dyspepsie-Koli-Enteritis
Staphylokokken-Enteritis
Sog. Nahrungsmittelvergiftung (verschiedenartiges Keimwachstum),
einschl. sog. Touristen-Enteritis, bakterielle Toxine
Virusinfekte
Parasiten: Amöben, Balantidien, Lamblien, Bilharzien; Askariden;
Trichinose

Sekundär entzündlich
Douglasabszeß
Appendizitis

Medikamentös
Abführmittel, Schlankheitsmittel, Galle-Kombinations-Therapeutika
Breitband-Antibiotika
Nebenwirkungen: Digitalis, Colchizin, Zytostatika, Methysergidma-
leat

Toxisch
Exogen: Arsen, Quecksilber, Pilze
Endogen: Urämische Enterokolitis

Ischämisch
Mesenterialarterieninfarkt
Ischämische Kolitis

Funktionell: Angstdiarrhoe

Grundprogramm

Anamnese

Gegenwärtige Beschwerden: Zahl und Beschaffenheit der Stuhlent-
leerungen? Menge, Farbe und Geruch? Beimischung von Blut und
Schleim? Leibschmerzen, ggf. in Abhängigkeit von Mahlzeiten? Blähungen, Darmkollern? Schmerzen im After, Stuhldrang? Unwillkürlicher Stuhlabgang? Fisteln am After?

Mögliche Begleiterscheinungen: Übelkeit, Brechreiz? Auffallender
Mundgeruch? Anfälle von Röte, Hitze und Brennen im Gesicht und
am Oberkörper? Gewichtsabnahme? Wachstumsstörung im Kindesalter? Allgemeine Mattigkeit, Muskelschwäche? Apathie? Zungenbrennen? Schluckstörungen? Nagelbrüchigkeit? Abnorm leicht auf-
tretende Hautblutungen? Herzunregelmäßigkeiten? Atemnot?
Krampfzustände der Hände, Kribbeln um den Mund, an den Glied-
maßenenden? Rückenschmerzen, sonstige Knochenschmerzen?
Durchgemachte Knochenbrüche? Menstruationsstörungen? Wasseransammlungen an den Füßen, im Gesicht?

Ursächliche Faktoren: Eßgewohnheiten? Besondere Nahrungsmittel
als Auslöser? Verträglichkeit von Milch und Milchprodukten?
Abführmittel, Galle- und Entfettungsmittel? Medikamente: insbes.
Reserpin, Guanethidin, Biguanide, Antibiotika? Drogengebrauch?
Alkoholkonsum? Durchgemachte Baucherkrankungen? Magen- und
Darmoperationen? Magengeschwüre? Tropenaufenthalt? Familiäre
Erkrankungen?

Befund

Allgemein: Gewicht? Körpergröße messen und mit früheren Werten
vergleichen. Fieber? Trockenheit von Haut und Schleimhäuten?
Ödeme? Blässe von Haut und Schleimhäuten? Blutungen bzw. alte

Blutpigmentablagerungen? Andere Pigmentstörungen? Haar- und Nagelwachstumsstörungen? Druckempfindlichkeit von Knochen, insbes. der Rippen? Lymphome?

Abdomen: Meteorismus? Aszites? Darmsteifungen? Druckschmerzhaftigkeiten? Resistenzen? Leber und Milz: Größe, Form und Konsistenz? Darmgeräusche? Gefäßgeräusche über der Aorta und den Beckenarterien?

Neurologischer Übersichtsstatus

Anale Inspektion, insbes. auf Fisteln, Venenerweiterungen.

Rektale Palpation

Technische Verfahren

Labor: Blutsenkung, Blutbild, Urinstatus, Blutzucker, Kreatinin. Elektrolyte im Serum einschl. Kalzium. Eisen im Serum.
Lipide: Cholesterin, Neutralfett. Gesamteiweiß im Serum und Elektrophorese.
Stuhl: Makroskopische Inspektion. Mikroskopische Untersuchung auf Muskelfasern, Sudanfärbung auf Fett (grobe Orientierung), Benzidinprobe auf Blut oder auch Schnelltest.

Rektoskopie, ggf. mit Biopsie

Röntgen: Thorax-Aufnahme. Cholezysto-Cholangiogramm. Kolon-Kontrasteinlauf. Magen-Darm-Passage.

Indikationen für gezielte Untersuchungen

Verdacht auf Erkrankung des Magens und Duodenums	Endoskopie, ggf. mit Biopsie
Verdacht auf lokalisierte Kolonerkrankung	Fiber-Koloskopie
Zustand nach Magenresektion	Ausschluß einer trotzdem erhaltenen Säureproduktion
Ulkus im Magen und Duodenum, insbes. atypische, multiple und therapieresistente	Quantitative Magensekretionsanalyse
Abnorm hohe basale Säuresekretion	Bestimmung des Serumgastrins (in einem entsprechenden Zentrum)
Frühere Teerstühle und Blutungen, Anämie	Stuhl wiederholt auf okkultes Blut untersuchen
Hypochrome Anämie, Serumeisen erniedrigt	Eisenresorptionsversuch
Hyperchrome Anämie	Schilling-Test
Temperaturen, Blut und Schleim im Stuhl	Bakteriologische Stuhluntersuchung zum Ausschluß
Tropenaufenthalt	Mikroskopische Untersuchung einer körperwarmen Stuhlprobe auf Amöben

Verdacht auf Pankreaserkrankung	Oraler Glukose-Toleranz-Test Röntgenaufnahmen der Pankreasregion auf Verkalkungen überprüfen
Verdacht auf Absorptionsstörung	d-Xylose-Test
Voluminöser Stuhl	Wägung, ob mehr als 300 g/Tag
Erhöhte Stuhlmenge	Chymotrypsin-Aktivität im Stuhl Quantitative Stuhlfettbestimmung
Stuhlfettausscheidung über 7 g/Tag	d-Xylose-Test; Schilling-Test Quantitative Magensekretionsanalyse Blutausstrich auf Jolly-Körper überprüfen Gluten-Auslaßversuch Dünndarm-Biopsie
Erniedrigte Chymotrypsin-Aktivität im Stuhl, Fettausscheidung über 7 g/Tag	Sekretin-Pankreozymin-Test
Hypalbuminämie hervortretend oder anhaltend	Messung der enteralen Eiweißausscheidung mit ^{51}Cr-Albumin oder ^{131}J-Polyvinyl-Pyrrolidon-Test
Erhöhter enteraler Eiweißverlust, Verdacht auf Lebererkrankung, sonst ungeklärte abdominale Resistenzen	Laparoskopie
Verdacht auf Amyloid	Rektumbiopsie

Milchunverträglichkeit	Laktose-Test mit Verfolgung des Blutzuckers Auslaßversuch
Unklare Diarrhoen unter Medikamenten	Auslaßversuch
Verdacht auf Hyperthyreose — s. S. 224	
Diabetes mellitus	Eingehende neurologische Untersuchung durch Konsiliarfacharzt
Anhaltende Hypokaliämie, stark wäßrige Durchfälle	Quantitative Magensekretionsanalyse Gastroskopie mit Schleimhautbiopsie Suche nach einem Pankreasadenom
Flush-Anfälle, Verdacht auf Karzinoid-Syndrom	5-HIES im 24 Std Urin (unter Vermeidung von Obst, insbes. Bananen)
Verdacht auf abdominelle Gefäßstenose, sonst anhaltend ungeklärter Tumorverdacht	Viszerale Angiographie

Liste der Krankheiten und Syndrome

Entzündungen
Enteritis regionalis (Morbus Crohn)
Colitis ulcerosa
Darmtuberkulose einschl. Ileozökaltuberkulose
Chronische Amöbenruhr
Proktosigmoiditis
Divertikulitis
Periarteriitis nodosa

Tumoren
Karzinome des Ileums, Kolons, Sigma und Rektums; Sarkome
Polypose
Leukämie
Lymphgranulomatose

Maldigestion
Magen: ausgedehnte Resektionen, Magenkarzinom, atrophische Gastritis
Pankreas: exkretorische Pankreasinsuffizienz
Galle: Gallensäureverlust-Syndrom bei Ileum-Ausfällen und blinder Schlinge

Malabsorption
Primäres Sprue-Syndrom
  Idiopathische Steatorrhoe (glutenbedingte Enteropathie)
  Tropische Sprue
Sekundäre Sprue-Syndrome
  Mechanische und quantitative Beeinträchtigungen des Dünndarms
    Ausgedehnte Dünndarmresektionen
    Gastrokolische und enterokolische Fisteln
    Blinde Schlinge
    Strikturen einschl. Strahlenschäden
    Mesenteriale Ischämie

Lymphbahnobstruktion
  Tumoren verschiedener Arten
  Mesenteriallymphknotentuberkulose
  Morbus Whipple
Sonstige Formen
  Zollinger-Ellison-Syndrom
  Amyloidose
  Heavy-chain-disease
  Exsudative Enteropathie
  Pellagra
  Pneumatosis cystoides intestini

Endokrine Störungen
Hyperthyreose
Addisonismus
Hypoparathyreoidismus
Pankreasinselzellenadenom
Karzinoid-Syndrom
Verner-Morrison-Syndrom

Allergien: gegen verschiedene Nahrungsmittel

Zuckerintoleranzen
Laktasemangel, erworben und kongenital (Milchintoleranz)
Kongenitale Galaktosämie; hereditäre Fruktoseintoleranz

Neurogene Störungen
Neurogen-organisch: Diabetische Neuropathie, Tabes dorsalis
Neurogen-funktionell: Irritables Kolon, nervöse Diarrhoe

Heimlicher Laxantienabusus

Grundprogramm

Anamnese

Gegenwärtige Beschwerden: Menge der täglichen Flüssigkeitsaufnahme? Urinmenge? Häufigkeit der Blasenentleerung, tags und nachts?

Mögliche Begleiterscheinungen: Allgemeine Muskelschwäche? Müdigkeit? Kollapsneigung? Atemnot? Fieber? Anschwellung an den Knöcheln und sonst im Körper?

Ursächliche Faktoren: Wasserverluste durch Erbrechen, Durchfall, Schwitzen? Blutungen, Teerstühle? Akute Bauchbeschwerden? Herz- und Lungenleiden? Frühere Nierenkrankheiten? Medikamente, insbes. Kopfschmerzmittel? Diuretika, Laxantien? Gewohnheiten der Kochsalzzufuhr? Alkoholkonsum?

Befund

Inspektion: Feuchtigkeit der Zunge, der Schleimhäute? Hauttemperatur, Fieber, Schweißbildung? Ödem, insbes. in den abhängigen Körperregionen und im Gesicht? Beobachtung des Verstreichens einer abgehobenen Hautfalte. Foetor ex ore?

Kreislaufstatus: Blutdruck, Pulsfrequenz. Symptome einer Stauungsinsuffizienz im großen und kleinen Kreislauf?

Abdomen: Lokale Schmerzhaftigkeiten? Abwehrspannung? Darmgeräusche? Nierenschlagschmerz? Gefüllte Blase tastbar? Aszites? Prüfen der Muskelkraft. Knochenschmerzen?

Technische Verfahren

Labor: Blutbild einschl. Hämatokrit. Urinstatus. Blutzucker. Kreatinin, Natrium, Kalium, Chlor und Kalzium im Serum.

Indikationen für gezielte Untersuchungen

Glukose im Urin und/oder Blutzucker erhöht	Blutzuckertagesprofil Glukoseausscheidung/24 Std Azetonkörper Im Zweifel: Oraler Glukose-Toleranztest mit 100 g Glukose
Exsikkose bei Azetonämien, Erbrechen, Durchfall Hypokaliämie	Säure-Basen-Status Überprüfen der Anamnese auf Laxantien- und Diuretikagebrauch Bestimmung der Natrium und Kaliumausscheidung im Urin

Hypokaliämie und Hypertonie – s. S. 145
Herzinsuffizienz – s. S. 127

Blutverlust	Kollaps/Schock – s. S. 168 Anämie – s. S. 17
Verdacht auf Diabetes insipidus	Messung der Urinausscheidung/24 Std Tägliche Kontrolle des Körpergewichts Messung des spezifischen Gewichts oder der Osmolarität der Einzelportionen Durstversuch: Laufende Messung der Urinausscheidung, Kontrolle von Körpergewicht und Temperatur Carter-Robbins- bzw. Hickey-Hare-Test:

Prinzip: Beobachtung, ob nach
Infusion einer hypertonischen
NaCl-Lösung das spezifische Gewicht des Urins normal ansteigt
und das Harnvolumen abnimmt.
Vasopressin-Versuch: desglei-
chen nach Injektion von Vaso-
pressin

Liste der Krankheiten und Syndrome

Ungenügende Wasseraufnahme: durch Mangel, Schluckstörung, An-
triebsstörung

Wasserverluste
Verstärkte Diurese
  Diabetes mellitus, renale Glukosurie
  Diabetes insipidus
    Hypothalamisch-hypophysär: Tumoren, Trauma- und Opera-
    tionsfolgen, idiopathisch
    Renale Formen
  Diuretika und osmotische Diuresen
Sekretverluste
  Erbrechen, Durchfall, Schweiß mit und ohne Fieber
  Verbrennungen
  Sekretableitung durch Fistel und Dränage, Aszitespunktion

Verlagerung von Körperwasser
Akute Ödemeinlagerungen, insbes. bei Herzinsuffizienz
Sekretverlagerung in den „dritten Raum" bei Ileus, Peritonitis

Blutverluste, innere und äußere

Mineralstörungen
Erhöhte Kochsalzaufnahme
Hypokaliämie

Hyperkalzämie, einschl. Vit. D und AT 10-Intoxikation, Hyperparathyreoidismus

Niereninsuffizienz, bei chronischen Nierenleiden, polyurische Phase
nach akutem Nierenversagen

Chronischer Alkoholismus („Alkoholbrand")

Intoxikationen: Belladonna, Phosphor, Quecksilber, Arsen, Opiate,
Botulismus

Grundprogramm

Anamnese

Gegenwärtige Beschwerden: Dauer und Entwicklung der Erscheinungen chronisch seit Jahren, akut seit Stunden oder Tagen? Atemnot anfallsweise, anstrengungsabhängig, lageabhängig?

Mögliche Begleiterscheinungen: Husten? Auswurf: Menge und Art, schleimig, eitrig, blutig? Brustschmerzen, insbes. abhängig von der Atmung? Fieber? Schwitzen? Gewichtsverlust? Wasseransammlungen? Urinausscheidung? Nächtliches Wasserlassen? Krampf und Kribbeln um den Mund, in Händen und Füßen?

Ursächliche Faktoren: Auslösende Umgebungsbedingungen: Blüte, Heu, Tiere, andere Staubarten? Anfälle bei Aufregungen? Beruf, insbes. solcher mit Staubeinwirkung? Atemnotanfälle nur an einem bestimmten Ort, nach besonderen Nahrungsmitteln? Rauchen: Art und Menge, jetzt und früher? Inhalation von Gasen? Verschlucken von Fremdkörpern? Verletzungen? Blutverluste?
Frühere Lungenkrankheiten, Rippenfellentzündungen? Heilstättenaufenthalt, Pneumothoraxbehandlung? Resultat von Schirmbilduntersuchungen? Umgebungserkrankungen? Nebenhöhlen- und Kehlkopferkrankungen? Operationen?
Frühere Herz- und Kreislauferkrankungen: Hochdruck? Angina pectoris und Infarkt? Herzklappenfehler? Venenentzündungen? Schmerzen und Anschwellung in den Beinen?
Nierenkrankheiten? Diabetes?
Medikamente: insbes. Herzmittel, Appetitzügler?

Befund

Allgemein: Zahl der Atemzüge pro Minute? Atemtiefe? Periodisches Schwanken der Atmung? Orthopnoe? Nasenflügelatmung? In- und

exspiratorischer Stridor? Hörbares Giemen, Brodeln bei der Atmung? Geruch der Atemluft: Azeton, urinös? Hustenreiz bei tiefer Einatmung? Zyanose der Lippen und Akren? Blässe? Abnorm starke Blutfülle der Bindehautgefäße? Körpergewicht?
Unruhe, Benommenheit? Fieber?
Uhrglasnägel, Trommelschlegelfinger? Zigarettenbräunung der Finger?

Thoraxinspektion: Wirbelsäulendeformitäten? Erhöhter Tiefendurchmesser des Brustkorbes? Ausreichende und seitengleiche Atemexkursionen? Einziehungen von Zwischenrippenräumen? Normale Auswärtsbewegung des Bauches bei Inspiration? Thoraxumfangsdifferenz zwischen Ein- und Ausatmung schätzen ggf. messen.

Lungen: Perkussion: Seitendifferenzen? Grenzen an normaler Stelle und verschieblich? Dämpfungen? Schachtelton?
Auskultation: Atemgeräusch: Charakter, Lautheit absolut und im Seitenvergleich. Nebengeräusche: Trockene, feuchte, klingend, nichtklingend?
Schätzung der Kraft des Atemstoßes bzw. Streichholztest.

Kardiologischer Status: Pulsfrequenz und -rhythmus, Blutdruck. Herzspitzenstoß: Lage und Charakter? Epigastrische Pulsationen? Herzgröße und -form? Herztöne: Spaltungen, Extratöne? Geräusche? Lautstärke und Charakter des 2. Herztons im 2. ICR.? Stauungszeichen: Halsvenen im Sitzen sichtbar? Pulsationen der Halsvenen? Füllung der Halsvenen bei Druck auf die Leber? Schätzung der Höhe über der Herzebene, in den Handvenen beim Erheben leerlaufen. Leberschwellung? Ggf. Höhe der Leberdämpfung in der MCL in cm messen. Ödeme an Extremitäten und präsakral? Pleuraerguß, Aszites?

Phlebologischer Status: Umfangs- und Farbdifferenzen an den Beinen? Varikose? Seitendifferenz der Venenfüllung über der Schienbeinkante? Konsistenzvermehrung der subfaszialen Räume? Empfindliche Stränge in der Wade und am Oberschenkel? Ulkusbildung, Atrophien und Pigmentationen?

Sonstiges: Abdomen: Meteorismus? Aszites? Druckschmerzhaftigkeiten, Resistenzen?
Lymphome an den typischen Stellen, insbes. axillar?

Technische Verfahren

Labor: Blutsenkung, Blutbild, Urinstatus, Blutzucker, Kreatinin.

Röntgen: Thorax-Aufnahme

Elektrokardiogramm

Indikationen für gezielte Untersuchungen

Verdacht auf Krankheitsprozeß im Larynx- und Trachealbereich	HNO-Fachuntersuchung
Stridoröse Atmung, venöse Stauung der oberen Körperhälfte	Röntgen: Durchleuchtung mit Oesophagusdarstellung, Zielaufnahmen
Einziehungen des oberen Abdomens bei der Inspiration	Röntgen: Durchleuchtung mit Beobachtung der Zwerchfellbeweglichkeit
Struma – s. S. 224	
Chronischer eitriger Auswurf	Bakteriologische Untersuchung einschl. auf Tuberkulose
Verdacht auf pulmonale Infiltrate	Röntgen: Durchleuchtung, seitliche Aufnahmen, Zielaufnahmen, ggf. Tomographie

Chronische Lungenkrankheiten: zur Klärung hinsichtlich therapeutischer Konsequenzen, zur Beurteilung der Prognose, der Arbeitsfähigkeit, eines Operationsrisikos	$P O_2$, $P CO_2$ mit Säure-Basen-Status Spirographie mit Messung des maximalen Atemvolumens (Vitalkapazität), des Atemstoßes (Tiffenautest), möglichst auch des Residualvolumens, ggf. ergänzt durch Messung nach Broncholyse
Verdacht auf allergisches Asthma bronchiale	Ausführliche Allergenanamnese Probatorische Allergenausschaltung
Anhaltendes Asthma bronchiale, insbes. im Alter unter 50 J	Überweisung in ein pulmologisches Zentrum zur: Allergen-Hauttestung Inhalative Provokationstestung zur Allergenidentifikation, z. B. mittels Body-Plethysmographie
Verdacht auf Bronchialtumor, Fremdkörper, Bronchialtbc	Tomographie Bronchoskopie, ggf. mit Probeexzision und histologischer Untersuchung; bakteriologische und zytologische Untersuchung abgesaugten Materials
Präoperative Diagnostik vor einem pulmonalen Eingriff	Spirographie, s. o., ggf. auch seitengetrennt. $P O_2$ und $P CO_2$ mit Säure-Basen-Status Selektive Lungenarteriographie ggf. Mediastinoskopie
Pleuraerguß — s. S. 213	
Verdacht auf Bronchiektasen	Bronchographie

| Verdacht auf Lungenembolie | Lungenszintigraphie |
| Verdacht auf chronisches Cor pulmonale bei therapeutischen Konsequenzen | Rechtsherzkatheter |

Herzinsuffizienz – s. S. 127

| Verdacht auf Diffusionsstörung, ungeklärte arterielle Hypoxämie | PO_2-Messung vor und nach Erhöhung des O_2-Partialdrucks in der Inspirationsluft |
| Ungeklärte Lungenfibrose | Lungenbiopsie |

Liste der Krankheiten und Syndrome

Ventilatorisch bedingte Dyspnoe

Obstruktionen
Stenosen der oberen Luftwege
    Entzündungen, insbes. im Larynxbereich, Glottisödem
    Tumoren, intraluminär und kompressiv; Struma
    Fremdkörper
    Narben; Tracheomalazie
    Doppelseitige Rekurrenslähmung
    Laryngospasmus
Stenosen der großen Bronchien
    Tumoren, intraluminär und kompressiv
    Fremdkörper, einschl. fehlerhafter Einführung eines Tubus in einen
Hauptbronchus
    Narben
    Bronchialkollaps
Stenosen der Bronchiolen und kleineren Bronchien
    Asthma bronchiale

Bronchitis, akute und chronische, einschl. Bronchiolitis, Byssinose
Obstruktives Emphysem (Untertypen der „Pink Puffer" und „Blue
Bloater")

Restriktionen
Ausfall von Atemfläche
Infiltrationen, insbes. Pneumonien, einschl. Tuberkulose und toxi-
sche Exsudate wie bei Chlorgas
Atelektasen
Tumoren, maligne und benigne
Resektionen
Staublungen, insbes. Silikose
Fibrosen: Morbus Boeck, Sklerodermie, Strahlenfibrose, Hamman-
Rich-Syndrom; Vogelzüchter-Lunge, Asbest, Nitrofurantoin, Para-
quatvergiftung
Wabenlunge
Störungen der Atemmechanik
Neurogen: Poliomyelitis, Polyradikulitis, Halsmarkprozesse, Phre-
nikusschädigung
Knöcherner Thorax: Trauma der Rippen, Thoraxstarre einschl. M.
Bechterew, Kyphoskoliose
Muskulär: Muskelatrophien, Myasthenie, Tetanus, Bornholm-
Krankheit
Raumfordernde extrapulmonale intrathorakale Prozesse
Pleuraerguß – s. S. 213
Pleuraschwarte
Pneumothorax
Tumoren
Zwerchfellhernie, Relaxatio diaphragmatica
Raumfordernde abdominelle Prozesse
Aszites
Adipositas, Meteorismus
Pneumoperitoneum
Peritonitis und subphrenische Abszesse
Gravidität, Riesenkystome; andere Tumoren

Zirkulatorisch bedingte Dyspnoe
Insuffizienz des linken Ventrikels – s. S. 127

Chronisches Cor pulmonale — s. S. 127
Akutes Cor pulmonale
  Lungenarterienembolie und -infarkt
  Fettembolie
  Gasembolie

Extrathorakal bedingte Dyspnoe
Störungen des Sauerstofftransportes
  Sauerstoffmangel der Atemluft, Höhenhypoxie
  Anämien — s. S. 17
  Kohlenoxyd-Hämoglobin, Methämoglobin
Störungen der Regulation
  Azidosen
    Coma und Praecoma diabeticum
    Niereninsuffizienz
    Laktat-Azidose
    Intoxikationen mit Methylalkohol, Salizylsäure
  Steigerung des Sauerstoffbedarfes
    Fieber
    Thyreotoxikose
  Zerebrale Erkrankungen
    Traumatische Schäden
    Raumfordernde Prozesse
    Entzündungen
    Durchblutungsstörungen
Psychoneurosen, einschl Hyperventilations-Syndrom

Grundprogramm

Anamnese

Gegenwärtige Beschwerden: Erbrechen nach bestimmten Speisen und Gerüchen, in besonderen Situationen? Zu bestimmten Tageszeiten, insbes. morgens? In bestimmten Körperhaltungen? Menge und Aussehen des Erbrochenen? Speisereste, insbes. von früheren Tagen? Blut, kaffeesatzartiges Material? Galliges Aussehen? Geschmack und Geruch?

Mögliche Begleiterscheinungen: Schluckstörungen? Schmerzen im Bauchraum, insbes. in der Magengegend, im Zusammenhang mit dem Essen? Fieber? Gewichtsabnahme? Schwindel, Sehstörungen? Durchfälle, Verstopfung?

Ursächliche Faktoren: Allgemeinerkrankung, Infektion? Sonstige Schmerzen im Körper, insbes. im Kopf, im Brustraum, in der Nierengegend? Störung der Harnentleerung? Frühere Nierenkrankheiten? Gravidität? Traumen? Bestrahlungen? Gelbsucht? Alkoholkonsum? Rauchen?
Medikamente, insbes. Digitalis? Umgang mit giftigen Substanzen?

Befund

Allgemein: Feuchtigkeit der Mundschleimhaut? Zungenbelag? Atemgeruch nach Azeton, Urin, Leber? Ikterus? Körpertemperatur? Pulsfrequenz, Blutdruck?

Abdomen: Asymmetrien, Darmsteifungen? Abwehrspannung der Bauchdecken, Druckschmerzhaftigkeiten? Resistenzen, insbes. in der Magenregion? Vergrößerung von Leber und Milz? Tastbarkeit der Blase? Nierenklopfschmerz? Auskultation der Darmgeräusche.

Neurologischer Übersichtsstatus. Nackensteifigkeit? Tasten des Augendruckes.

Technische Verfahren

Labor: Blutsenkung, Blutbild mit Hämatokrit. Blutzucker, Kreatinin im Serum. Urinstatus einschl. Azeton.

Indikationen für gezielte Untersuchungen

Erbrechen von alten Speisen, Tastbarkeit eines stark gefüllten Magens	Entleerung und Spülung des Magens mit einem dicken Schlauch
Akute Schmerzen im Abdomen, Abwehrspannung, sichtbare und/oder hörbare Hyperperistaltik.	Röntgenübersichtsaufnahme im Stehen, insbes. auf Spiegelbildung und Luftsicheln unter dem Zwerchfell
Akute Schmerzen im Oberbauch	α-Amylase im Blut und Urin Neutralfett im Serum, auf Trübung des Plasmas achten Transaminasen
Schluckstörungen	Röntgenbreipassage des Oesophagus Oesophagoskopie
Längerdauernde Schmerzen im Abdomen	Cholangiographie Röntgen: Magen-Darm-Passage
Verdacht auf Magenerkrankung	Endoskopie mit Fiberskop

Gelbsucht — s. S. 154

Nierenklopfschmerz	Urinkontrolle, ggf. quantitatives Sediment, Urinkultur Pyelographie
Mögliche Gravidität, unklare abdominelle Beschwerden bei Frauen	Gynäkologisches Konsil
Herzschmerz, pathologische Kreislaufbefunde	Elektrokardiogramm Röntgen: Thoraxaufnahme Transaminasen, CK

Kopfschmerzen — s. S. 174
Schwindel — s. S. 240

Kreatinin i. S. erhöht	Nierenschichtaufnahme Abflußhindernis ausschließen
Blutzucker erhöht; Azeton pos	Säure-Basen-Status Elektrolyte
Länger anthaltendes Erbrechen	Elektrolyte
Digitalis-Medikation	Probatorische Pause
Intoxikationsverdacht	Erbrochenes Material aufbewahren bis zur Entscheidung, ob eine Analyse erforderlich ist

Diarrhoe — s. S. 76 u. 79
Obstipation — s. S. 203

Liste der Krankheiten und Syndrome

Funktionelle Störungen

Psychisch-emotional
Geruchsreize, Rachenreize

Intestinal

Oesophagus
Oesophagus-Karzinom
Kompressionen
Strikturen, Divertikel

Kardia
Hiatushernie
Achalasie

Magen
Gastritis, einschl. alkoholische Gastritis
Begleitgastritis bei Ulkus, Tumor u. a.
Akute Magenatonie

Pylorus
Benigne Narbenstenose; Pylorospasmus
Maligne Tumorstenose

Duodenum
Obstruktive Tumoren
Arteriomesenterialer Duodenalverschluß

Dünndarm und Dickdarm
Obstruktionen — s. S. 9
Wurmkrankheiten

Abdominal

Leber, Galle
Hepatitis und andere Leberparenchymerkrankungen
Cholelithiasis
Cholezystitis, Cholangitis

Pankreas
Akute Pankreasnekrose
Pankreastumoren
Chronische Pankreatitis

Peritoneum und Mesenterium
Peritonitis aller Art — s. S. 1
Mesenterialembolie und -thrombose
Akute mechanische Reizung, z. B. Tiefschlag

Harntrakt: insbes. Urolithiasis

Uterus und Adnexe: siehe Fachbücher der Gynäkologie, insbes. Stieldrehungen, Tubenruptur

Kardiopulmonal
Akuter Myokardinfarkt
Lungenarterienembolie; akutes Kreislaufversagen
Stauungsgastritis

Zerebrospinal
Entzündlich: Meningitiden, Enzephalitiden
Vaskulär: Enzephalomalazie und -rhagie, Sinusthrombose
Traumatisch: Commotio, Contusio
Morbus Menière
Migräne; Glaukom
Intrakranielle Raumbeengung aller Art
Tabische Krisen
Kinetosen

Toxisch

Endogen
Gravidität einschl. EPH-Gestose
Niereninsuffizienz
Akute Leberdystrophie
Diabetisches Koma
Thyreotoxische Krise; Addison-Krise
Azetonämisches Erbrechen
Tumorkrankheiten; Bestrahlungsfolgen

Exogen
Medikamente, insbes. Digitalis
Gifte, einschl. Alkohol

Infektiös
Gastrointestinale Infekte
Allgemeine Infekte, u. a. Keuchhusten

Grundprogramm

Anamnese

Gegenwärtige Beschwerden: Wie lange besteht das Fieber? Welche Meßwerte? Verlauf über den Tag? Fieberperioden? Schüttelfrost? Schweißausbrüche? Nachtschweiß?

Mögliche Begleiterscheinungen: Kopfschmerzen? Gelenkschmerzen? Schmerzen und andere Beschwerden beim Wasserlassen, in der Dammgegend? Sonstige Schmerzen? Durchfälle? Husten? Appetitlosigkeit? Körpergewichtsabnahme? Veränderungen der Urinfarbe? Zungenbrennen? Nagelbrüchigkeit? Schluckbeschwerden? Hautausschläge?

Ursächliche Faktoren: Kontakt mit Infektionskrankheiten? Auslandsaufenthalt? Besondere Berufs- und Lebensbedingungen? Tätigkeit in der Landwirtschaft? Andere Tierkontakte? Eiterungen an der Haut und sonst? Zahnextraktionen? Verletzungen? Blutungen? Frühere Gelbsucht oder andere Leberkrankheiten?
Bekannte Herz- und Kreislaufkrankheiten: insbes. Herzklappenfehler? Früherer Gelenkrheumatismus? Durchgemachter Herzinfarkt? Frühere Lungenleiden? Heilstättenaufenthalt, Überwachung durch Gesundheitsamt? Resultat von Röntgenaufnahmen der Lunge, auch Schirmbildern?
Alkoholkonsum? Medikamenteneinnahme?

Befund

Inspektion: Exantheme, insbes. Mikroembolien und Roseolen? Ikterus? Anämie? Örtliche Eiterungen, Lymphangitiden? Dyspnoe? Nasenflügelatmen?

Palpation: sorgfältiges Absuchen aller Lymphknotenregionen. Palpation und Perkussion der Milz in Rücken- und Seitenlage. Thoraxkompressionsschmerz? Resistenzen im Abdomen? Verdickung und Schmerzhaftigkeit der A. temporalis? Rektale Palpation; Achten auf ano-rektale Fisteln. Palpation der Hoden und Nebenhoden.

Perkussion und Auskultation von Lungen und Herz: insbes. Ausschluß von Herzgeräuschen, auch in verschiedenen Körperlagen, vor allem eines leisen diastolischen Aortengeräusches.

Neurologischer Übersichtsstatus, insbes. Ausschluß einer Nackensteifigkeit.

Technische Verfahren

Temperatur rektal oder oral, mindestens 3 Messungen pro Tag. Im Zweifel auch 3-stündliche Messungen.

Labor: Blutsenkung, Blutbild mit Ausstrich. Urinstatus. Transaminasen. Serumeiweiß und Elektrophorese.

Blutkultur, wenigstens einmal zum Ausschluß.

Röntgen: Thorax-Aufnahme.

Elektrokardiogramm

Indikationen für gezielte Untersuchungen

Kontakt mit Tbc-Kranken und/ oder sonstiger Verdacht auf Tbc	Sputum bakteriologisch, ggf. Magensaft Tuberkulin-Intrakutantestung, Tubergen- oder Tinetest, auch Mendel-Mantoux
Herzgeräusche, Milztumor oder Mikroembolien	Blutkultur mehrfach wiederholen, aerob und anaerob
Roseolen, auffallende Benommenheit oder Apathie	Blutkultur normal und in Galle Agglutination (Widal) Stuhl und Urin bakteriologisch auf Salmonellen
Tierkontakte	Agglutination bzw. Komplementbindungsreaktion auf Brucellosen, Leptospirosen, Ornithose, Q-Fieber, Mykoplasmen Sabin-Feldman-Test und KBR auf Toxoplasmose
Tropenaufenthalt	Blutausstrich auf Malaria (Färbung nach Giemsa)
Urinsediment pathologisch	Kultur von Mittelstrahlurin, falls zweifelhaft positiv, nach Blasenpunktion
Druckschmerz der Prostata	Urinkultur. Abstrich falls Exprimat zu gewinnen

Fieber anhaltend unter Antibiotika	Medikation absetzen; falls kein Abfall nach entspr. Frist Blutkulturen wiederholen
Anhaltendes Fieber, kein Hinweis auf Infektion	LE-Zellen, Antihumanglobulinkonsumptionstest Weiteres Fermentspektrum: Alkalische Phosphatase, ggf. saure Phosphatase, Gamma-GT, LDH, HBDH, Cholinesterase Röntgen zum Tumorausschluß: Pyelogramm, Magen-Darm-Passage
Polyneuropathie	Muskelbiopsie
Ulzeröse Veränderungen im Nasen-Rachenraum	Probeexzision

Lymphome — s. S. 187
Anämie — s. S. 17
Hyperthyreose-Symptome — s. S. 224

Fieber anhaltend unklar, Verdacht auf Psychopathie	Temperaturmessungen überprüfen lassen

Liste der Krankheiten und Syndrome

Tuberkulose: in der Lunge, in anderen Organen, Lymphknoten; Miliartbc.

Andere infektiöse und bakterielle Erkrankungen
Sepsis, einschl bakterielle Endokarditis, Urosepsis
Typhus abdominalis und andere Salmonellosen, Brucellosen, Leptospirosen
Malaria, Fleckfieber, Q-Fieber, Toxoplasmose, Trichinose
Virusinfektionen
Präikterische Hepatitis
Verborgene Eiterungen und Abszesse
 Leberabszeß, Gallenblasenempyem
 Prostatitis, Harnwegsinfektionen
 Pyosalpinx
Bakteriämien bei Leberzirrhose

Kollagenosen, hyperergische Erkrankungen und Autoimmunprozesse
Periarteriitis nodosa
Lupus erythematodes viszeralis; Pseudo-LE-Syndrom
Weitere Kollagenosen: Dermatomyositis, Wegenersche Granulomatose, progressive Sklerodermie, hyperergische Angiitis, Arteriitis temporalis
Progressiv chronische Polyarthritis
Endokarditis fibroplastica eosinophilica
Febris periodica hyperergica (Wissler-Syndrom)
Postmyokardinfarkt-Syndrom (Dressler-Syndrom)
Drug-Fieber
Nitrofurantoin-Lunge

Resorptionsfieber
Infarktnekrosen: Myokard, Lunge, Milz u. a. Extremitätengangrän
Hämatome; intestinale Blutungen; hämolytische Krisen

Tumoren
insbes.: Hypernephrom, Pankreasschwanztumor, Bronchial-Karzinom, Metastasierungen; Leukämien; Lymphogranulomatose

Sonstiges
Hyperthyreose; Hyperparathyreoidismus; Ätiocholanolonfieber
Eisenmangelanämien; perniziöse Anämie
Ileitis regionalis; Thrombosen und Thrombophlebitiden

Vegetative Dystonie (subfebril)

Simulation: Thermometermanipulation, Pyrogeninjektion

Grundprogramm

Anamnese

Gegenwärtige Beschwerden: Beginn akut oder allmählich? Schmerzen in Ruhe, nach Belastung? Schmerzlinderung durch Aufrichten oder Aufstehen?

Mögliche Begleiterscheinungen: Anschwellung? Verfärbung? Kältegefühl? Störung der Bewegung, der Empfindung? Fieber?

Ursächliche Faktoren: Vorbestehendes intermittierendes Hinken? Rauchen, jetzt und früher? Örtliche Verletzungen? Erfrierung? Bekannter Herzklappenfehler? Früheres Gelenkrheuma? Hochdruck? Schmerzanfälle in der Brust? Unregelmäßiger Herzschlag? Frühere Venenentzündungen, chronische Venenstauung? Diabetes mellitus? Periphere Nervenkrankheiten? Familiäres Vorkommen von Durchblutungsstörungen, Herzinfarkt, Diabetes?

Befund

Angiologischer Status

Inspektion: Trockene Mumifikation oder Eiterung? Fistelbildung? Farbdifferenzen, Stasebezirke? Ödeme? Venenfüllung im Liegen und Stehen? Varikose? Atrophien und Pigmentationen der Haut? Nagelwachstumsstörungen? Interdigitalmykose, Geruch? Xanthome der Haut und Sehnen? Xanthelasmen?

Palpation: Arterienpulse an allen typischen Stellen. Hautwärme absolut und im Seitenvergleich. Vermehrte subfasziale Konsistenz?

Auskultation der großen Arterienstämme, insbes. im Becken, am Oberschenkel, am Hals und Schultergürtel.

Lagerungsprobe: Beobachtung der Abblassung nach Hochlagerung der Beine bzw. Arme und Bewegung, der reaktiven Hyperämie und Venenfüllung bei der nachfolgenden Tieflagerung.

Kardiologischer Status: insbes. Herzfrequenz und -rhythmus, Blut-druck an beiden Armen. Herz: Größe, Form, Geräusche?

Neurologischer Übersichtsstatus, insbes. Beinreflexe, Sensibilität der Unterschenkel und Füße, Prüfung der Vibrationsempfindung.

Technische Verfahren

Labor: Blutsenkung, Blutbild, Urinstatus; Kreatinin; Cholesterin und Neutralfett im Serum; Blutzucker nüchtern und nach Belastung.

Elektrokardiogramm

Röntgen: Thorax-Aufnahme

Oszillogramm

Indikationen für gezielte Untersuchungen

Typische Pulse nicht tastbar	Aufsuchen mit Ultraschall-Doppler-Gerät Messung des systolischen Druckes hinter einem Arterienverschluß mit Blutdruckmanschette und Doppler-Gerät
Oszillogramm nicht eindeutig	Belastungsoszillographie: Kniebeugen bei Verdacht auf Beckenarterienstenosen Zehenstandsübungen bei weiter distal vermuteten Prozessen
Entscheidung über Gefäßoperation und andere Indikationen zur exakten Klärung	Angiographie
Akrale Defekte bei unverdächtigen größeren Arterien	Thrombozytenzahl Kälteagglutinine Kryoglobuline
Malum perforans, Fisteln	Röntgenaufnahme der Knochen
Herzgeräusch	Röntgendurchleuchtung des Thorax: Herzfiguranalyse mit Oesophagusdarstellung und Beobachtung von ev. Klappenverkalkungen Phonokardiographie
Störung der Reflexe und der Sensibilität	Elektromyographie

Liste der Krankheiten und Syndrome

Durchblutungsstörungen

Arteriell
Obliterierende und stenosierende Arteriosklerose, Endangiitis obl.
Embolien, aus dem Herzen und proximalen Arterien, insbes. Aneu-
rysmen, Arterienverletzungen, intraarterielle Injektionen
Kompressionen, insbes. auch der A.poplitea, einschl. Dekubitus, Er-
gotismus

Kleine Arterien, Arteriolen und Kapillaren
Thrombozytosen, Sichelzellen
Kälteagglutinine
Kryoglobuline

Venös
Phlegmasia caerulea
Ulcus cruris — s. S. 252

Entzündungen
Unspezifische bakterielle Infektion, in der Regel in Kombination mit
Durchblutungsstörungen
Pilzinfektion, desgl.
Karbunkel, Gasbrand, Milzbrand

Neurathrophien, häufig in Kombination mit Durchblutungs-
störungen und Infektion
Tabes dorsalis, Syringomyelie
Polyneuropathie, insbes. bei Diabetes mellitus, Alkoholismus
Lepra

Traumen

Mechanisch einschl. „Tennisferse", „Black heel"
Thermisch, Hitze und Kälte, insbes. auch in Kombination mit Durch-
blutungsstörungen
Chemisch
Elektrisch

Maligne Tumoren, zerfallend

Grundprogramm

Anamnese

Gegenwärtige Beschwerden: Schmerzen und/oder Steifigkeit in Ruhe, am Morgen oder erst nach Belastung? Beschwerden in einem einzelnen Gelenk oder in mehreren, wechselnd oder gleichbleibend? Anfallsweise? Frühere passagere Gelenkschmerzen? Schwellungen, Röte und Hitze? Freie Beweglichkeit beim Bücken und Drehen der Wirbelsäule?

Mögliche Begleiterscheinungen: Fieber? Müdigkeit, Abgeschlagenheit? Kopfschmerzen? Übelkeit, Appetitlosigkeit, Gewichtsabnahme?
Herzbeschwerden? Mundtrockenheit? Brennen und Fremdkörpergefühl in den Augen?

Ursächliche Faktoren: Vorausgehende Infekte, Eiterungen? Auslösung durch reichliche Mahlzeiten, Alkohol? Nierensteinkoliken oder andere Nierenkrankheiten? Hochdruck? Diabetes? Durchfälle? Harnröhrenausfluß? Hautausschläge? Verletzungen? Blutungsneigung? Silikatstaubexposition? Frühere Nervenleiden?
Medikamente, insbes. Diuretika, Zytostatika? Frühere Rheumakuren? Gelenkleiden bei Geschwistern, Eltern, sonstigen Verwandten?

Befund

Gelenke: Schwellung, Rötung, Wärme? Deformitäten, lokale Auftreibungen, Knotenbildungen? Erguß innerhalb der Gelenkkapsel? Prüfung der aktiven und passiven Beweglichkeit, auch der Wirbelsäule. Minimaler Finger-Boden-Abstand? Minimaler Abstand des Daumens zum Dornfortsatz des 7. Halswirbelkörpers bei Einwärts-rückwärts-Bewegung der Schulter? Reiben bei Gelenkbewegungen?

Muskulatur: Atrophien? Druckschmerz? Tonus?

Haut: Effloreszenzen, insbes. Erythema nodosum, Schmetterlingsfigur im Gesicht? Tophi am Ohrknorpel und an Händen und Füßen? Psoriasis? Xanthome und Xanthelasmen? Sklerodermie? Atrophie?

Kardiologischer Status: insbes. Ausschluß einer Herzklappenerkrankung.

Neurologischer Übersichtsstatus

Technische Verfahren

Labor: Blutsenkung, Blutbild, Serumeiweiß und -elektrophorese, Blutzucker. Kreatinin und Harnsäure im Serum. Urinstatus. Antistreptolysintiter, Rheumafaktor.

Elektrokardiogramm

Röntgen: Thorax-Aufnahme

Indikationen für gezielte Untersuchungen

Chronische Gelenkveränderungen ungeklärter Art, bei ev. therapeutischen Folgerungen	Röntgen: entsprechende Skelettaufnahmen
Wirbelsäulenbeweglichkeit stärker eingeschränkt	Röntgen: Brust- und Lendenwirbelsäule, Iliosakralgelenke
Anhaltendes Fieber	Blutkulturen
Herzgeräusche	Phonokardiographie
Harnröhrenausfluß	Abstrichuntersuchung
Verdacht auf Lupus erythematodes, unklare fieberhafte Krankheitsbilder mit Beteiligung anderer Organe, insbes. Niere, seröse Häute	LE-Zellnachweis im angereicherten Blutausstrich Antihumanglobulinkonsumptionstest
Anhaltend ungeklärter Erguß insbes. im Kniegelenk, Verdacht auf Tuberkulose	Punktion des Gelenkergusses Tierversuch
Verdacht auf Hüftgelenkkopfnekrose	Cholesterin und Neutralfett im Serum Lipidelektrophorese Pulstastung und Gefäßauskultation Oszillographie

Liste der Krankheiten und Syndrome

Rheumatische Arthritiden

Rheumatisches Fieber (akuter Gelenkrheumatismus)

Chronische Polyarthritiden
Progressiv chronische Polyarthritis (rheumatoide Arthritis)
Spondylarthritis ankylopoetica (Bechterewsche Krankheit)
Chronische Polyarthritis des Kindes (Still-Syndrom)
Arthritis mutilans (Main/pied en lorgnette, Marie-Léri-Syndrom)

Kollagenkrankheiten
Lupus erythematodes disseminatus
Periarteriitis nodosa
Dermatomyositis, Wegener-Granulomatose, Sklerodermie
Sjögren-Syndrom
Felty-Syndrom

Arthritiden im Verlaufe anderer Krankheiten
Sepsis (ohne metastatische Eiterung); Infektarthritis
Purpura rheumatica Schönlein-Henoch
Subsepsis allergica (Wissler-Syndrom)
Sarkoidose Boeck (Löfgren-Syndrom)
Arthritis bei allergischen Erkrankungen, einschl. intermittierender
Gelenkhydrops
Reiter-Syndrom
Psoriasis
Kolitis ulzerosa, Enteritis regionalis
Amyloidose
Agammaglobulinämie
Morbus Whipple

Infektiöse Arthritiden

Bakteriell
Metastatisch-eitrige Arthritis
Gonokokken-Arthritis, poly- und monarthritische Formen
Salmonellen-, Brucellen-Arthritis
Tuberkulöse Arthritiden einschl. Poncet-Rheumatoid
Syphilitische Arthritiden

Viral
Hepatitis, Rubeolen, ` Parotitis epidemica, Uveo-muko-kutanes
Syndrom (Behçet-Syndrom)

Mykotisch

Arthrosen

Arthrosis deformans, Monarthrosen und Polyarthrosen, insbes.: Knie
(Gonarthrose), Hüfte (Coxarthrose), distale Fingergelenke (Heber-
den-Arthrose), mittlere Fingergelenke (Bouchard-Arthrose) Dau-
men, Grundgelenk und Karpometakarpalgelenk (Rhizarthrose)

Sekundäre Arthrosen durch Traumafolgen, Fehlstatik u. a.

Neurogene Arthropathien
Tabes dorsalis
Syringomyelie
Diabetische Polyneuropathie
Sudeck-Syndrom
Lepra

Arthropathie bei Stoffwechselkrankheiten
Gicht
Hyperlipidämie
Ochronose (Alkaptonurie)
Hämochromatose, Morbus Wilson
Chondrokalzinosis artikularis

Arthropathien bei Blutkrankheiten
Hämophilie, Pseudohämophilie
Hämoglobinopathien, insbes. Sichelzellenanämie
Leukämien
Myelom
Lymphogranulomatose

Arthropathien bei Durchblutungsstörungen
Arteriell
  Gelenknahe Knochennekrosen, insbes. Hüftgelenkskopfnekrosen,
  bei Arterieller Verschlußkrankheit, Hypertriglyzeridämie;
Venös
  Pseudogonarthritis bei Thrombose der V. poplitea, Caisson-Krankheit
  Pseudothrombose bei Dissektion oder Ruptur einer poplitealen
  Zyste

Arthropathien bei Malignomen
Paraneoplastische Polyarthritis, Pierre-Marie-Bamberger-Syndrom
Karzinoid-Syndrom
Lokale Tumoren, insbes. Metastasen, Sarkome

Posttraumatische Arthropathien
Blutungen, Ergüsse, Deformierungen, einschl. Osteochondrosis dissecans

Schulter-Arm-Syndrom
Traumata: Kontusionen, Luxationen, Frakturen
Entzündungen, Bursitis subacromialis
Reflektorisch und durch Immobilisierung, u. a. nach Myokardinfarkt
Nervenwurzel- und Plexusschädigung

Grundprogramm

Anamnese

Gegenwärtige Beschwerden: Blutungen, „blaue Flecke", spontan, nach geringem Anstoßen und dergl.? Verstärkte Blutungsneigung beim Zähneputzen, nach Zahnextraktionen, nach Schnittverletzungen? Nasenbluten? Ggf. Stärke und Dauer von Regelblutungen? Andere genitale Blutungen? Farbe des Urins, des Stuhlgangs? Blutungen in Gelenke?

Mögliche Begleiterscheinungen: Allgemeines Krankheitsgefühl, insbes. Fieber? Gewichtsabnahme?

Ursächliche Faktoren: Durchfälle? Alkoholkonsum? Besondere Ernährungsgewohnheiten? Frühere Leberleiden, Gelbsucht?
Jetzige und frühere Medikamenteneinnahme? Blutungsneigung von Jugend an? Familiäres Vorkommen von Blutungskrankheiten?

Befund

Inspektion der Haut: Blutpunkte, Fleckblutungen? Größere flächenhafte Blutaustritte? Ablagerungen von braunem Pigment nach früheren Blutungen?
Ikterus? Hautsymptome chronischer Leberkrankheit: Pigmentationen, Geldscheinhaut, Spidernaevi, Palmarerythem, weiblicher Behaarungstyp, Haarverlust in den Achseln?

Mundhöhle: Teleangiektasien an den Lippen, sonst? Blutungen in der Mundschleimhaut, insbes. am Zahnfleisch? Foetor hepaticus, uraemicus?

Allgemeine Veränderungen: Kreislaufversagen, Schock? Anämie? Fieber? Kachexie? Lymphome?

Abdomen: Meteorismus? Aszites? Leber: Größe, Konsistenz, Oberfläche? Milz tastbar?

Gelenke: Freie Beweglichkeit? Abnorme Überstreckbarkeit?

Rumpel-Leede-Versuch beim Blutdruckmessen anschließen: 5 Minuten Stauung mit überdiastolischem Druck, danach distal Blutpunkte suchen.

Kneifversuch an einer Hautfalte, z. B. unterhalb des Schlüsselbeins.

Technische Verfahren

Labor: Blutbild mit Ausstrich, Thrombozyten- und Retikulozytenzahl
Globaler Gerinnungstest: z. B. Heparin-Toleranz-Test (HTT) oder Partielle Thromboplastinzeit (PTT).
Quick-Test, Blutungszeit
Transaminasen: GOT, GPT, γ-GT; Kreatinin; Gesamteiweiß, Elektrophorese

Indikationen für gezielte Untersuchungen

Erster Schritt: Einordnung in eine Gruppe

Globalgerinnungstest abnorm, z. B. Heparin-Toleranz-Test > 3 min, Thrombozyten 150 000– 300 000/mm³	Koagulopathie wahrscheinlich (1)
Thrombozytenzahl unter und über der Norm, deutlich oft erst < 50 000 und > 500 000/mm³	Thrombozytäre Störung (2)
Thrombozytenzahl und Global-gerinnungstest normal, z. B. He-parin-Toleranz-Test < 3 min	Vaskuläre Störung (3)

Zweiter Schritt: Sicherung und Differenzierung innerhalb der Gruppe bzw. ihrer Kombinationen

zu (1):

Akutes Krankheitsbild, keine Antikoagulation	Verdacht auf Verbrauchskoagu-lopathie Ergänzung des Grundpro-gramms: Fibrinogen, Thrombinzeit, PTT Kontrollen im Verlauf!
Verdacht auf Verbrauchskoagu-lopathie, bisherige Befunde noch nicht schlüssig	Äthanolgelationstest zum Nach-weis von Fibrinmonomerkom-plexen Staphylokokken-Clumping-Test zum Nachweis von Fibrin-Fibri-nogen-Spaltprodukten

Chronische Krankheitsbilder:

Quickwert erniedrigt | Probatorische i. v. Injektion von 10 mg Konakion, Kontrolle nach 24 Std
Eingehende Leberdiagnostik, siehe Lebervergrößerung S. 181 und Ikterus S. 154
Niereninsuffizienz ausschließen

Quickwert normal | Partielle Thromboplastinzeit (PTT)

Quickwert normal, PTT verlängert | Verdacht auf Hämophilie
Bestimmung der Faktoren VIII und IX

Heparin-Toleranz-Test verlängert, sonst unklares Krankheitsbild | Retraktionstest des Blutkoagulums zum Ausschluß einer Thrombozytopathie
Thrombelastogramm

Verdacht auf hereditäre Störung und sonst unklare Krankheitsbilder | Weitere Faktorenanalyse, ggf. in einem entsprechenden Zentrum

(zu (2):
Thrombozytopenie, akutes Krankheitsbild | Verbrauchskoagulopathie ausschließen, s. o. zu 1.

Chronisches Krankheitsbild, Hb_E und MCV erhöht | Perniziöse Anämie ausschließen: Sternalpunktion
Schillingtest; falls nicht verfügbar:
Probatorische Therapie mit Vitamin B 12, Verfolgung des Blutbilds und der Retikulozytenzahl

Unklares Krankheitsbild	Röntgenaufnahmen des Skeletts Sternalpunktion Retraktionstest des Koagulums; Thrombelastographie
Unvollständige Retraktion des Blutkoagulums bei sonst nicht sicher veränderten Testen, auch bei normaler Thrombozytenzahl	Verdacht auf Thrombozytopathie Bestimmung von Faktor VIII und IX In Speziallaboratorien: Bestimmung der Plättchenaggregation, der Freisetzung des Plättchenfaktors III
Thrombozytose	Sternalpunktion Milzszintigramm, falls ein Milztumor nicht schon direkt tastbar ist.
zu (3): Rezidivierendes Nasenbluten, Teleangiektasien in der Mundhöhle	Absuchen der Haut auf weitere Teleangiektasien Röntgenbild der Lungen auf a-v-Fistel überprüfen Gastroskopie bei Verdacht auf gastrointestinale Blutung

Liste der Krankheiten und Syndrome

Koagulopathien
Vitamin-K-Mangel
Leberkrankheiten
Antikoagulantien-Medikation einschl. Fibrinolytika
Verbrauchskoagulopathie
Hämophilie A und B
Seltene hereditäre Faktoren-Mangelzustände
Hemmkörper-Hämophilie

Störungen des thrombozytären Systems

Thrombozytopenien
Störungen der Neubildung
  Reifungsstörungen bei Vitamin B 12 und/oder Folsäuremangel
  Bestrahlungen; Zytostatika
  Verdrängung im Knochenmark durch Tumoren, Leukosen, Myelo-
  sklerose
  Panzytopenie, medikamentös induziert und idiopathisch
Störungen der Plättchenverteilung bei Hypersplenismus
Gesteigerte Plättchenzerstörung
  Verbrauchskoagulopathien: Sepsis, Schockzustände
  Allergische Thrombozytopenien
  Thrombotisch-thrombozytopenische Purpura, Moschcowitz-Syn-
  drom
  Idiopathische Thrombozytopenische Purpura (ITP, Morbus
  Werlhof)

Thrombozytopathien
Hereditäre hämorrhagische Thrombasthenie (Glanzmann)
v. Willebrand-Jürgens-Syndrom
Symptomatische Störungen bei Paraproteinämien, Kryoglobulinen,
Niereninsuffizienz

Thrombozythämien (Blutungen neben Thromboseneigung!)
Symptomatisch bei Myeloproliferativem Syndrom: Leukämien, Poly-
zythaemia vera, Osteomyelosklerosen
Essentiell ohne nachweisbare Ursache

Vaskuläre Störungen
Purpura senilis; Hypertonie
Vitamin-C-Mangel
Infekte, Arzneimittelallergien
Purpura Schönlein-Henoch (auch nach Streptokinase); Purpura pig-
mentosa progressiva
Purpura Majocchi
Morbus Osler
Sogenannte Fingerapoplexie
Ehlers-Danlos-Syndrom (Überstreckbarkeit der Gelenke)

Grundprogramm

Anamnese

Gegenwärtige Beschwerden: Atemnot, bei Belastung oder auch in Ruhe? Erleichterung der Atmung in aufrechter Körperhaltung? Flaches Liegen im Bett möglich? Wieviel Kopfkissen werden benutzt? Wieviel Stockwerke können in einem Zug erstiegen werden? Nächtliche Anfälle von Atemnot? Hustenreiz? Auswurf? Wasseransammlungen an den Beinen, sonst im Körper? Geschätzte Tagesharnmenge? Nächtliches Wasserlassen? Allgemeine Schwäche?

Mögliche Begleiterscheinungen: Herzschmerzen, bei Belastung oder spontan? Herzstolpern, Herzjagen? Schwindelanfälle? Völlegefühl im Leib, Appetitlosigkeit? Gewichtsverlust? Kopfschmerzen? Schlaflosigkeit?

Ursächliche Faktoren: Abgelaufene Herz- und Lungenerkrankungen? Frühere Leistungsfähigkeit in Beruf, Sport, Wehrdienst? Ergebnisse von Einstellungsuntersuchungen und dergl.? Frühere Röntgenaufnahmen und Ekg? Diabetes? Gicht? Hochdruck? Thrombosen und Embolien? Rauchen? Fieberhafte Erkrankungen in letzter Zeit? Durchgemachter Gelenkrheumatismus? Medikamente, insbes. Psychopharmaka? Familiäre Erkrankungen des Kreislaufs, Diabetes?

Befund

Allgemein: Dyspnoe, Tachypnoe, Orthopnoe? Periodisches Atmen? Zyanose der Lippen und Akren? Mitralbäckchen? Blutfüllung der Konjunktivalgefäße? Xanthelasmen und Xanthome der Haut und Sehen? Myxödemhaut? Schweißbildung? Motorische Unruhe? Fingertremor? Uhrglasnägel und Trommelschlegelfinger? Zigarettenbräunung? Adipositas? Struma?

Kardialer Status: Herzbuckel oder andere Deformitäten? Herzspitzenstoß sichtbar oder fühlbar? Verlagert, verbreitert, hebend? Schwirren tastbar? Abnorme Pulsationen links parasternal, substernal, epigastrisch?
Perkussion der Herzgröße zur Orientierung.
Puls: Frequenz, Rhythmus, Qualität? Pulsus alternans?
Blutdruck beiderseits messen.
Auskultation: Lautstärke der Herztöne, Charakter des 2. Herztons im 2. ICR.? Spaltungen des 1. und 2. Herztons? Geräusche und Extratöne? Galopprhythmus durch 3. und/oder 4. Herzton? Klick? Reiben? Alternierende Lautstärke von Tönen und Geräuschen, Atemabhängigkeit? Gefäßgeräusche über den großen Arterienstämmen, über einer Struma?

Stauungszeichen: Rasselgeräusche über den Lungenunterfeldern? Halsvenen sichtbar, auch im Sitzen? Pulsieren der Halsvenen? Füllung der Halsvenen bei Druck auf die Leber? Bei wieviel cm Erhebung über die Herzebene kollabieren die Venen der Hand? Venenfüllung an der Unterfläche der Zunge?
Ödemdellen an den Knöcheln, am Kreuzbein, sonst? Lebervergrößerung tastbar? Pulsieren der Leber? Pleuraerguß, insbes. rechtsseitig? Aszites?

Technische Verfahren

Labor: Blutsenkung, Blutbild mit Hämatokrit, Urinstatus. Blutzukker, Kreatinin, Cholesterin, Neutralfette und Harnsäure im Serum.

Elektrokardiogramm

Röntgen: Thorax-Aufnahme, Durchleuchtung.

Indikationen für gezielte Untersuchungen

Hypertonie im großen Kreislauf	Sollte wenigstens einmal ätiologisch soweit als möglich geklärt sein, s. S. 145
Verdacht auf akute Koronarinsuffizienz, Ekg nicht eindeutig	Höhere und tiefere Ableitungen von Thorax, Nehb-Abl., ggf. auch Vektorkardiogramm, Frank-Ableitungen Verlaufskontrollen, ggf. Monitorüberwachung Fermente: CK, GOT mit Verlauf
Fortbestehende ST-Hebungen, Verdacht auf Herzwandaneurysma	Röntgen-Durchleuchtung der Herzfigur, Beobachtung des Bewegungsablaufs Kymogramm, ggf. in verschiedenen Ebenen
Verdacht auf chronische Koronarinsuffizienz, Ekg nicht eindeutig	Belastungs-Ekg: definierte Belastung, Ergometer, Kletterstufe
Chronische Koronarinsuffizienz, Klärung einer Operationsfrage	Koronarangiographie und Ventrikulographie
Rhythmusstörungen, Ödembildung	Serumelektrolyte, Serumelektrophorese
Verdacht auf Myokarditis	Antistreptolysin-Titer Komplementbindungs-Titer für Coxsackie-Virus, ECHO-Virus

Verdacht auf a-v-Fistel	Auskultation der großen Arterienstämme Angiographie
Verdacht auf Perikarderguß	Pulsregistrierung bei In- und Exspiration auf Pulsus paradoxus Probepunktion
Ungeklärtes Fieber	Blutkulturen
Ungeklärte Tachykardie	Schilddrüsendiagnostik, s. S. 224 Probatorische Gabe von Betablockern
Herzgeräusche, Extratöne, zum Ausschluß angeborener oder erworbener Herzfehler	Phonokardiographie
Phonokardiogramm noch unklar	Funktions-Phonokardiographie: Lagewechsel, Atmung, Valsalva, Amylnitrit
Zuordnung von Tönen und Geräuschen zum Aortenklappenschluß unklar, Verdacht auf Aortenklappenfehler, auf obstruktive Myokardiopathie	Karotispulskurve
Zuordnung unklarer Extratöne	Apexkardiogramm
Verdacht auf Trikuspidalklappenfehler	Venenpulskurve
Differentialdiagnose von Mitralklappenfehlern, postoperative Kontrolle	Ultraschallkardiographie

Verdacht auf Shuntbildung	Farbstoffverdünnungskurve, peripher
Verdacht auf Cor pulmonale, Klärung einer Linksherzinsuffizienz, Vorfelddiagnostik bei Mitralstenose und -insuffizienz	Einschwemmkatheter, Druckmessung im rechten Vorhof und Ventrikel, falls möglich auch in der A.pulmonalis und ihren Aufzweigungen
Aussage über kardiale Leistungsbreite erforderlich, Kontrollparameter vor und nach Herzoperationen	Röntgenologische Herzvolumenbestimmung nach Rohrer und Kahlstorf bzw. Musshoff und Reindell, möglichst kombiniert mit Leistungsparameter, z. B. maximaler O_2-Puls im steady-state
Abklärung einer Operationsindikation bei Klappenfehlern, Verdacht auf obstruktive Myokardiopathie, Endomyokardfibrose, anderweitig nicht zu klärende Befunde bei ev. therapeutischen Folgerungen	In einem kardiologischen Zentrum: Herzkatheter (transvenös, transseptal, retrograd arteriell) mit: Druckmessungen Blut- und Atemgasanalyse Zeitvolumenbestimmung mit zentral applizierten Indikatoren Angiokardiographie und Ventrikulographie Myokardbiopsie

Liste der Krankheiten und Syndrome

Hypertonie im großen Kreislauf — s. S. 145

Koronare Durchblutungsstörungen
Myokardinfarkt, akut und narbig, einschl. Herzwandaneurysma
Feinnarbige Myokardverschwielung

Ventildefekte
Rheumatische Vitien, Endokarditis Libman-Sacks
Relative Mitralinsuffizienz
Luetische Vitien
Sklerotische Vitien
Vitien durch bakterielle Endokarditis, auch in Kombination
Kongenitale Vitien
Septumperforation nach Infarkt, Papillarmuskelabriß, Perforation
eines Aneurysma des Sinus Valsalvae

Hypertonie im kleinen Kreislauf
Primär vaskulär: Pulmonalarteriensklerose, Periarteriitis nodosa,
Anorektika
Sekundär pulmonaler Hochdruck
  Lungenarterienembolie, akut und chronisch-rezidivierend
  Fettembolie; miliare Karzinose
  Chronische Lungenleiden: insbes. obstruktives Emphysem, chroni-
  sches Asthma bronchiale, Tuberkulose, Fibrosen
  Thoraxdeformitäten, Kyphoskoliose
  Hindernisse im linken Herzen: insbes. Mitralstenose, Vorhofs-
  thrombus und -tumor, Linksherzdekompensation
  Höhenaufenthalt
  Atemmuskellähmungen; Pickwick-Syndrom

Myokarditis
Rheumatische Myokarditis
Infektionskrankheiten: insbes. Diphtherie, Chagas-Krankheit, Cox-
sackie, Poliomyelitis

Allergische Myokarditis
Kollagenosen
Myokarditis unbekannter Ätiologie

Rhythmusstörungen
Tachykarde Formen
Bradykarde Formen, Sick-sinus-Syndrom

Erhöhte Volumenbelastung des Herzens
Arterio-venöse Fistel, einschl. a-v-Fistel der Lunge bei M. Osler
Hyperthyreose
Morbus Paget
Anämien; Übertransfusion
Beri-Beri
Hyperkinetisches Herzsyndrom
Schwangerschaft (als Kombinationsfaktor)

Behinderung der Myokardbewegungen
Perikardial
  Perikarderguß, Hämoperikard
  Perikarditis constrictiva
  Mediastinitis
Endokardial
  Endokarditis fibroplastica Löffler
  Endomyokardfibrose
  Lupus erythematodes viszeralis

Myokardiopathien
Infiltrativ
  Amyloidose, Hämochromatose, Glykogenose v. Giercke
  Sarkoidose
  Tumoren
Nutritiv
  Hypoproteinämie
  Elektrolytstörungen: Hypokaliämie, Hypokalzämie
  Beri-Beri (s. o.)

Toxisch
  Endogen
    Azidosen
    Peripartal
  Exogen
    Alkohol, einschl. Kobalt
    Barbiturate, Halothan
    Betablocker, Antiarrhythmika, Imipramin, Phenothiazin
Endokrin
  Phäochromozytom
  Hypothyreose
  Karzinoid
Myopathien
  Progressive Muskeldystrophie
  Friedreichsche Ataxie
  Myotonie
Idiopathische obstruktive Myokardiopathie (idiopathische hypertrophische Subaortenstenose)
Idiopathische nichtobstruktive Myokardiopathie einschl. familiäre Formen

Traumatische Herzschäden

Grundprogramm

Anamnese

Gegenwärtige Beschwerden: Seit wann besteht der Husten? Hustenreiz mit oder ohne Auswurf? Menge des Sputums? Beschaffenheit: weiß, schleimig, zäh, eitrig-gelb, blutig, Geruch? Verstärkung des Hustenreizes in besonderer Körperlage?

Mögliche Begleiterscheinungen: Fieber? Schwitzen, insbes. nachts? Schnupfen, Heiserkeit, Schluckbeschwerden? Atemnot, bei Anstrengungen oder auch in Ruhe? Schmerzen bei der Atmung? Allgemeines Krankheitsgefühl? Bettlägerigkeit? Gewichtsabnahme? Kopfschmerzen? Herzschmerzen?

Ursächliche Faktoren: Kontakt mit Infektionskranken, insbes. Tuberkulösen? Inhalationen von schädlichen Gasen? Fremdkörperaspiration? Abhängigkeit des Hustenreizes von besonderen Umgebungsbedingungen, Staubarten? Einatmung von Staub im Beruf? Vogelhaltung? Rauchen, jetzt und früher?
Frühere Röntgenaufnahmen der Lunge, Schirmbilder vorhanden? Frühere Lungen- und Herzkrankheiten? Heilstättenaufenthalt, Überwachung durch Gesundheitsamt?
Medikamente: Längere Behandlung mit Antibiotika, Kortikoiden? Ölige Nasentropfen und dergl.? Nitrofurantoin. Phenylhydantoin, Busulfan?

Befund

Allgemein: Körpertemperatur? Kachexie? Zyanose? Anämie? Atemfrequenz pro Minute? Dyspnoe, Orthopnoe? Nasenflügelatmen? Herpes labialis? Inspektion von Mundhöhle, Rachen und Tonsillen. Lymphome? Milztumor? Erythema nodosum? Rippen- oder anderweitige Knochendruckschmerzen? Uhrglasnägel, Trommelschlegel-finger?

Pneumologischer Status: Thoraxform? Seitengleiche Atmung? „Doorstop"-Phänomen? Perkussion der Lungengrenzen, Stand und Verschieblichkeit. Dämpfung des Klopfschalls? Tasten des Stimmfremitus. Auskultation: Atemgeräusch, trockene und feuchte Nebengeräusche, insbes. über den hinteren abhängigen Lungenpartien? Pleurareiben? Atemstoß zur Orientierung: Auslöschen einer Streichholzflamme auf 15 cm Entfernung möglich?

Kardiologischer Status: Pulsfrequenz und Rhythmus? Blutdruck? Herzfigur vergrößert? Herztöne und -geräusche? Extratöne? Venenstauung im großen Kreislauf?

Technischer Befund

Labor: Blutsenkung, Blutbild, Urinstatus, Kreatinin, Blutzucker.

Röntgen: Thoraxaufnahme und -durchleuchtung.

Elektrokardiogramm

Indikationen für gezielte Untersuchungen

Sputum vorhanden (wirkliches Bronchialsekret, nicht nur Speichel!), schweres oder längerdauerndes Krankheitsbild	Makroskopische Inspektion, ggf. auch Messung der Menge pro Tag Bakteriologische Kultur Untersuchung auf Tuberkulose
Verdacht auf Tuberkulose	Wiederholte Untersuchungen des Sputums Kehlkopfabstrich Magensaft
Säurefeste Stäbchen nachgewiesen	Kultur mit Resistenzprüfung
Anhaltend ungeklärter Verdacht auf Tuberkulose	Tierversuch mit Sputum, Magensaft
Ungeklärter Verdacht auf Tbc. bei Pat. unter 40 Jahren	Tuberkulin-Hautteste: Tine- oder Tubergen-Test, ggf. auch Mendel-Mantoux-Probe in steigender Konzentration
Tuberkelbazillen im Sputum ohne eindeutigen Röntgenbefund des Thorax	Bronchoskopie, Suche nach Lymphknotenperforation
Hochfieberhaftes atypisches pneumonisches Krankheitsbild; Milztumor tastbar	Blutkulturen Wassermann-Reaktion KBR auf Q-Fieber Kälteagglutinine
Schwierigkeiten bei Blutbild und Blutgruppenbestimmung durch Verklumpungen	Kälteagglutinine

Pneumonisches Krankheitsbild bei Vogel- bzw. Papageienkontakt	KBR auf Ornithose-Psittakose mit Verlaufskontrolle
Pneumonisches Krankheitsbild mit atypischem Verlauf zur epidemiologischen Abklärung	KBR auf Viren, insbes. Grippe-, Adeno- und REO-Viren
Verdacht auf Lungenabszeß im Röntgenbild	Bakteriologische Sputumkultur Mikroskopische Untersuchung auf elastische Fasern Sputumuntersuchung auf Tuberkulose zum Ausschluß Bronchoskopie zum Ausschluß einer Bronchialobstruktion, insbes. durch Tumor und Fremdkörper
Verdacht auf Lungeninfarkt	Überprüfen des körperlichen Befundes auf Beinvenenthrombose Phlebographie im Zweifelsfall Szintigraphie der Lunge Suche nach einem Grundleiden mit sekundärer Thrombosebildung
Lungeninfiltrate bei längerer Antibiotika-, Kortikoid- und Zytostatikabehandlung, sonst ungeklärte infiltrative Prozesse	Mikroskopische Untersuchung des Sputums auf Pilze
Ungeklärte Lungeninfiltrate, längeres fieberhaftes Krankheitsbild, gleichzeitige Erkrankung mehrerer Organe	LE-Zellen Antihumanglobulin-Konsumptionstest

Verdacht auf Bronchialtumor	Sputum zytologisch auf Tumor-zellen, ggf. nach Provokation mit Bisolvon-Aerosol-Inhalation Röntgen-Durchleuchtung mit Zielaufnahmen, ggf. Tomographie Bronchoskopie mit Biopsie und Sekretaspiration zur zytologischen und bakteriologischen Untersuchung Eingehende Suche nach ev. Metastasen: Lymphome − s. S. 187 Knochenschmerzen − s. S. 163
Frage der Operationsindikation eines Bronchialtumors	Spirographie Blutgasanalyse, $P O_2$ und $P CO_2$ Mediastinoskopie
Ungeklärte Lungenrundherde	Tomographie (Kalkeinlagerungen?) Tuberkulin-Hauttest Bronchialkarzinom ausschließen, s. o. Suche nach einem Primärtumor mit Metastasen Aspergillus-Pilzinfektion ausschließen Casoni-Hauttest auf Echinokokkus
Pleuraerguß − s. S. 213	
Unklare im Pleurabereich liegende Prozesse	Nadelbiopsie Thorakoskopie

Verdacht auf Asthma bronchiale	Ausgiebige Allergenanamnese Allergen-Eliminationsversuch Sputum auf Charcot-Leydensche Kristalle, Curschmannsche Spiralen Im Zweifelsfall radioimmunolo- gische IgE-Bestimmung
Asthma bronchiale, insbes. im jüngeren Alter	Versuch einer ätiologischen Klärung: Spirographie vor und nach Bron- cholytika Allergen-Hauttestung Allergendefinierung durch inha- lative Provokation unter Mes- sung der Atemwegswiderstände mit Body-Plethysmographie oder Pneumotachographie

Verdacht auf Lungenemphysem,
insbes. bei Begutachtung und an-
deren Zweifelsfragen
	Spirographie:
	  Minimal: Registrierung von
	  Atemstoß und Vitalkapazität
	  Optimal: Body-Plethysmogra-
	  phie
	Blutgasanalyse: $P\,O_2$, $P\,CO_2$ mit
	Säure-Basen-Status
	Rechtsherz-Mikrokatheter

Chronische Bronchitis, s. o.	
Therapieresistente chronische Bronchitis	Bakteriologische Sputumunter- suchung, zum Ausschluß auch auf Tuberkulose
Verdacht auf Bronchiektasen	Bronchographie

Verdacht auf Herzinsuffizienz – s. S. 127

Verdacht auf Morbus Boeck	Tuberkulin-Hautteste Hauttest nach Nickerson-Kweim Leberbiopsie
Ungeklärte chronische nicht infektiöse Lungenerkrankungen	Spirographie, falls verfügbar Body-Plethysmographie Blutgasanalyse, PO_2 und PCO_2 mit Säure-Basen-Status, bei Hypoxämie auch PO_2 nach Sauerstoffinhalation Nadelbiopsie der Lunge
Begutachtung chronischer Lungenleiden	Body-Plethysmographie Blutgasanalyse Rechtsherz-Mikrokatheter

Liste der Krankheiten und Syndrome

Pharynx und Larynx

Akute Entzündungen, insbes. im Rahmen von Virusinfekten
Nekrotisierende Entzündungen bei Agranulozytose, Leukosen
Tuberkulose
Tumoren, maligne und benigne

Trachea, Bronchien und Lungen, ohne (oder zunächst ohne) sicher pathologisches Röntgenbild des Thorax

Akute Bronchitis bei sog. unspezifischen Infekten
Bronchitis bei Keuchhusten, Masern, Typhus
Reizstoffinhalation
Fremdkörperaspiration
Chronische Bronchitis einschl. Bronchiektasen
Bronchiolitis
Bronchialtuberkulose, insbes. bei Lymphknotenperforation
Asthma bronchiale
Bronchial-Karzinom, Bronchial-Adenom

Bronchien und Lungen mit pathologischem Röntgenbild des Thorax

Pneumonien

Primäre Pneumonien
  Bakterien, insbes. Pneumokokken, einschl. chron. karnefizierende
  Pneumonie, ferner Rikettsien (Q-Fieber)
  Viren, insbes. Grippe, Adenovirus
  Ornithose, Psittakose
  Mykoplasmen
  Pilze, insbes. Kandida, Aspergillus
  Parasiten: Askariden, Pneumocystis carinii
  Eosinophile Infiltrate

Sekundäre Pneumonien
  Aspirationspneumonien, bakterielle Superinfektion viraler Krankheiten
  Toxische Pneumonie durch Inhalation, insbes. Nitrosegase
  Peribronchiektatische Pneumonie
  Infarktpneumonie
  Stauungspneumonie

Lungenabszeß und -gangrän, postpneumonisch, bei Bronchialobstruktion, metastatisch, bei Fremdkörpern

Lungentuberkulose, primär und postprimär, einschl. hämatogene Streuungen, ferner unspezifische Folgezustände, z. B. Bronchiektasen

Bronchialkarzinom und -adenom, einschl. Alveolarzellkarzinom

Metastasenlunge: grobknotige Formen und Lymphangitis carcinomatosa

Lymphogranulomatose

Gutartige Lungentumoren

Staublungen
Silikose
Asbestose, Siderose, Aluminiumlunge, Talkumlunge, Beryllose
Drescherlunge (Getreidestaub), Bagassose (Zuckerindustrie), Byssinose (Baumwollstaub)

Allergische Alveolitis, insbes. Vogelzüchterlunge

Kardiale Stauungslunge bei Mitralstenose, Linksherzversagen

Kollagenkrankheiten: Sklerodermie, Lupus erythematodes viszeralis, Periarteriitis nodosa, Wegenersche Granulomatose

Lungenfibrosen
Boecksches Sarkoid
Hamman-Rich-Syndrom
Strahlenpneumonitis
Waben- oder Zystenlunge
Medikamente: insbes. Nitrofurantoin, Busulfan

Idiopathische Lungenhämosiderose
Goodpasture-Syndrom
Lungenechinokokkus

Extrapulmonale Prozesse
Mediastinal: Tumoren, Lymphome, Aortenaneurysma
Pleural: Pleuritiden, einschl. Pleuraempyem mit Bronchialfistel

Nervale Störungen
Entzündliche Prozesse im äußeren Gehörgang
Psychoneurosen

Grundprogramm

Anamnese

Jetzige Beschwerden, mögliche Begleiterscheinungen: Herzschmerzen, spontan und bei Belastung? Atemnot bei Anstrengungen? Nächtliche Atemnotanfälle? Sehstörungen? Schwindel? Kopfschmerzen? Durchgemachte Schlaganfälle oder intermittierende zentralnervöse Ausfälle? Durst? Harnmenge? Nächtliches Wasserlassen? Rückenschmerzen? Muskelschwäche?

Ursächliche Faktoren: Nieren- und Harnwegserkrankungen? Infekte in letzter Zeit? Blasenkatheteranwendungen? Schwangerschaft? Diabetes? Gicht? Herzklappenfehler bekannt? Blutdruck bei früheren Untersuchungen?
Kopfschmerz- und Asthmamittel? Antihypertonika? Andere Medikamente? Kochsalzverbrauch?
Familie: Bei Geschwistern, Eltern und anderen Verwandten Vorkommen von: Hochdruck, Herzinfarkt, Schlaganfall, Gicht, Diabetes?

Befund

Kardiologischer Status: Blutdruckmessung an beiden Armen. Kontrolle nach Entspannung. Pulsfrequenz und Rhythmus? Herzspitzenstoß verlagert, hebend? Perkutorische Orientierung über Herzgröße. Herzgeräusche, Extratöne? 2. Herzton im 2. ICR. akzentuiert? Stauungszeichen: Rasselgeräusche über den abhängigen Lungenpartien? Zyanose? Halsvenenstauung, Leberschwellung, Ödeme?

Angiologischer Status: Pulstastung an allen typischen Stellen mit Vergleich der oberen und unteren Körperhälfte. Auskultation über den großen Arterienstämmen, insbes. über der Aorta abdominalis und der Nierenregion ventral und dorsal.

Schilddrüse: Palpation und Auskultation.

Harntrakt: Palpation der Nieren soweit möglich. Nierenschlagschmerz? Palpation und Perkussion zum Ausschluß einer Blasenvergrößerung.

Zentralnervensystem: Neurologischer Übersichtsstatus, dabei Prüfung der Muskelkraft.

Technische Verfahren

Labor: Blutsenkung, Blutbild, Urinstatus mit Sediment.
Blutserum: Kreatinin, Harnsäure; Elektrolyte: Natrium, Kalium, Kalzium, Chlor; Cholesterin, Neutralfett; Glukose; Gesamteiweiß, Elektrophorese.

Elektrokardiogramm: Standard- und Brustwandableitungen, ggf. Bestimmung des Hypertrophie-Index nach Sokolow.

Röntgen: Thoraxaufnahme. Intravenöse Urographie mit Früh- und Spätaufnahmen.

Augenhintergrundspiegelung

Indikationen für gezielte Untersuchungen

Eiweiß im Urin positiv	Messung der Ausscheidung g/24 Std
Leukozyten im Sediment über 5 pro Blickfeld	Quantitative Erfassung der Zellausscheidung in 1 bzw. 24 Std, „Addis-Count"
Erythrozyten im Sediment über 2 pro Blickfeld — s. o.	
Bakterien im Sediment, Leukozyturie, bei Männern	Mittelstrahlurin, Kultur, Keimzählung
Mittelstrahlurin nicht steril	Blasenpunktion, Kultur, Keimzählung
Bakteriurie und Leukozyturie bei Frauen	Blasenpunktion, Kultur, Keimzählung
Kreatinin im Serum über 1.4 mg%	Quantitative Bestimmung der Nierenfunktion mit Clearance-Methoden für die Praxis in der Regel überflüssig
Zweifelsfragen über Nierenfunktion bei Kreatinin bis 1.4 mg%	Durstversuch, Messung der Osmolalität des Urins oder des spezifischen Gewichtes nach maximal 24 stündigem Dursten
Exakte Aussagen über Glomerulumfiltrat erforderlich	Clearancebestimmung: ^{51}Cr-EDTA, Inulin, PAH

Kalium i. S. unter 3.4 mval/l	Überprüfen der Anamnese auf Gebrauch von Laxantien, Diuretika, auf Durchfälle Kontrolle der Serumelektrolyte Messung der K-Ausscheidung im Urin/24 Std unter normaler Kochsalzzufuhr
Kaliumausscheidung im Urin über 30 mval/24 Std	Probatorische Behandlung mit 4 × 100 mg Spironolacton/Tag, Elektrolytkontrolle nach 1 Woche, ob Normalisierung eintritt
Anhaltender Verdacht auf Hypermineralokortikoidismus	In einem entsprechenden Zentrum: Aldosteronausscheidung im Urin Plasma-Renin-Bestimmung Angiographie der Nebennierenarterien und/oder -venen
Blutdruckkrisen, paroxysmale Kreislaufsymptome, anhaltend ungeklärter Dauerhochdruck, Stoffwechselsteigerung ohne echte Hyperthyreose	Vanillinmandelsäure im 24 Std-Urin Metanephrine im 24 Std-Urin Im Zweifel auch Katecholamine im 24 Std-Urin und in Einzelportionen nach Anfällen (Sympathikomimetika und Antihypertonika vermeiden)
Anhaltender Verdacht auf Phäochromozytom	Selektive Angiographie der Nebennierenarterien und/oder -venen
Verdacht auf Cushing-Syndrom	Plasma-Cortisol-Spiegel mit Tagesprofil Bestimmung der 17-Hydroxy-Kortikosteroide im 24 Std-Urin Cortisol-Suppressionstest mit Dexamethason

Cushing-Verdacht bestätigt	Lokalisatorische Differenzierung: Röntgenaufnahme des Schädels, der Sella Urographie mit Schichtaufnahmen Suche nach Tumoren, insbes. der Bronchien
Hyperthyreose-Verdacht — s. S. 224	
Pulsdifferenz zwischen oberer und unterer Körperhälfte	Thoraxaufnahme nach Rippenusuren absuchen Auskultation über dem dorsalen Thorax Vergleichende Blutdruckmessung an Armen und Beinen, Oszillogramm Aortographie bei Operationsfrage
Paraprotein im Elektrophoresediagramm	Immunelektrophorese
Tonsillitis in letzter Zeit	Antistreptolysintiter
Ungeklärtes Fieber oder stark erhöhte Blutsenkung	LE-Zellen, Antihumanglobulinkonsumptionstest
Harnsäure im Serum über 6.5 mg% bei Männern, über 6.0 mg% bei Frauen	Nach Tophi suchen, Ohrrand nachprüfen Röntgenaufnahme verdächtiger Gelenke
Erythrozyten über 6 Mill./mm^3	Blutausstrich; Zählung von Retikulozyten und Thrombozyten. Hämatokrit Sternalpunktion

Verdacht auf obstruktive Uropathie	Urologisches Konsil
Seitendifferenz im Frühurogramm, bei ev. operativen Folgerungen: Alter unter 40 J., fixierter und schlecht behandelbarer Hochdruck, Glomerulumfiltrat über 50 ml/min, keine allgemeinen Kontraindikationen gegen eine Operation	Katheterlose seitengetrennte Clearance zur Erfassung des renalen Plasmaflusses mit ^{131}J-Hippuran
Anhaltender Verdacht auf operable Nierenarterienveränderung	Renovasographie

Liste der Krankheiten und Syndrome

Renale Hypertonie

Intrarenal

Glomerulonephritiden, einschl. Goodpasture- und Alport-Syndrom, Morbus Schönlein-Henoch
Chronische Pyelonephritis
Primär vaskuläre Nierenleiden: Periarteriitis nodosa, Kollagenosen, Arteriolosklerose (Nephrangiosklerose)
Diabetische Glomerulosklerose
Zystennieren
Schwangerschaftsnephropathie: EPH-Syndrom und Aufpfropfgestosen
Phenazetinniere (Chronische interstitielle Nephritis)
Nierentuberkulose
Nierentumoren
Nierentrauma und -kompression
Gichtniere
Amyloidniere
Plasmozytomniere
Perinephritis und Strahlenfibrose oder Niere
Bleiniere
Nierenmißbildungen, Hypoplasie

Postrenal

Hydro- und Pyonephrosen
Nephro- und Urolithiasis
Ureterkompression- und -striktur, Vas aberrans
Nierendystopie
Prostatahypertrophie und andere obstruktive Uropathien

Renovaskuläre Hypertonie

Stenosen und Thrombosen der Aorta abdominalis
Stenosen und Verschlüsse der A. renalis und ihrer Äste

Arteriosklerose, Arteriitis
Thrombotische und embolische Verschlüsse
Kompressionen, Aneurysmabildungen
Kongenitale Veränderungen
Stenose einer atypischen Nierenarterie
Arterio-venöse Fistel der A. renalis
Angiom

Kardiovaskuläre Hypertonie
Aortenisthmusstenose (mit Varianten)
Aortenklappeninsuffizienz
Aortensklerose („Windkesselhypertonie")
Hyperkinetisches Herzsyndrom
Hochgradige Bradykardie: Sinusbradykardie, a-v-Block
Arteriovenöse Fistel, Morbus Paget
Peristierender Ductus Botalli
Polyzythämie
Stauungshochdruck

Endokrine und medikamentöse Hypertonie
Phäochromozytom und -blastom: Anfalls- und Dauerhypertonie,
auch metabolisches Syndrom
Sympathikus-Tumoren
Nebennierenmarkhyperplasie
Cushing-Syndrom: Exogen, adrenal, hypophysär und paraneopla-
stisch
Primärer hypokaliämischer Hyperaldosteronismus, Conn-Syndrom
Hyperthyreose
Akromegalie
Adrenogenitales Syndrom
Medikamente, insbes. Lakritzpräparate, Carbenoxolon
Kombination von MAO-Hemmern und Käsegenuß

Neurogene Hypertonie
Erhöhter Sympathikotonus bei Erregung, Angst, Schmerz, z. B. Myo-
kardinfarkt, Steinkolik, tabische Krise
Hirndrucksteigerung durch Trauma, Blutung, Tumor

Zerebrale entzündliche Prozesse: Enzephalitis, Meningitis, Poliomyelitis

Polyneuritis, insbes. bei Porphyrie, Thallium, Blei

Kohlenmonoxyd-Vergiftung

Pressorezeptorenausschaltung: Aortenbogensyndrom, Karotissinusausfall

Essentielle Hypertonie

Grundprogramm

Anamnese

Gegenwärtige Beschwerden: Dauer der Gelbsucht? Vorstadium mit Appetitlosigkeit, allgemeiner Leistungsminderung? Unverträglichkeit von Speisen, insbes. Fett, Alkohol, von Nikotin? Farbe des Stuhlgangs, des Urins?

Mögliche Begleiterscheinungen: Oberbauchschmerzen, kolikartig oder anhaltend? Druck- und Völlegefühl? Völlige Schmerzlosigkeit? Fieber? Übelkeit und Erbrechen, insbes. Bluterbrechen am Morgen? Teerstuhl? Gewichtsverlust? Gelenkschmerzen? Juckreiz? Durst? Durchfälle, Verstopfung oder beides im plötzlichen Wechsel? Vermehrte Blähungen? Potenzstörungen? Nachtblindheit? Geruchsstörungen?

Ursächliche Faktoren: Frühere Gelbsuchten, Baucherkrankungen, Gallenleiden? Vorausgegangene Bluttransfusionen oder Injektionen? Kontakt mit Gelbsuchtkranken? Auslandsreisen? Muschelverzehr? Kontakt mit Hunden, Ratten? Alkoholkonsum? (Ggf. auch Fremdanamnese!) Medikamenteneinnahme? Chemikalien? Pilze? Schwangerschaft?

Befund

Allgemein: Bewußtseinslage? Fieber? Foetor hepaticus? Tremor?

Inspektion der Haut und Schleimhäute: Intensität des Ikterus? Farbton: Flavin-, Rubin- oder Verdinikterus? Vermehrtes Hautpigment? Akne vulgaris? Anämie? Hautblutungen? Stichstellen von Injektionen? Kratzeffekte?
Spidernaevi, insbes. im Gesicht, am Halsansatz, an den Armen? Palmar- und Plantarerythem? Mundwinkelrhagaden? Glatte rote

Zunge? Parotisschwellung? Xanthelasmen? Xanthome, insbes. am Gesäß, Knie, Ellenbogen? Dupuytren-Kontraktur an den Händen? Uhrglasnägel? Weißnägel? Gynäkomastie? Verminderung der Axillarbehaarung? Bauchglatze bzw. weiblicher Behaarungstyp bei Männern? Hodenatrophie? Venenerweiterungen an der Bauchwand?

Palpation des Abdomens: Aszites? Meteorismus? Leber: Größe und Form? Konsistenz? Beschaffenheit von Rand und Oberfläche? Umschriebene Knotenbildungen? Gallenblase als prallelastische Resistenz fühlbar? Druckempfindlichkeiten? Milz: Tastbarkeit? Ggf. Größe, Form und Konsistenz? Allgemeine Lymphome?

Rektale Palpation: Äußere Hämorrhoidenbildung? Pathologischer Tastbefund? Ggf. Farbe von Stuhlgangresten am Handschuh beachten.

Technische Verfahren

Labor: Urinstatus mit Bilirubin und Urobilinogen. Blutsenkung, Blutbild. Bilirubin im Serum. Quicktest.
Fermente: GOT, GPT, γ-GT, alkalische Phosphatase.
Serumeiweiß und Elektrophorese.

Indikationen für gezielte Untersuchungen

Ikterus mit gefärbtem Stuhl, ohne Bilirubin im Urin, Verdacht auf hämolytischen Ikterus	Überprüfen des körperlichen Befundes auf hämorrhagische Diathese und Blutungen durch Trauma oder in Körperhöhlen Nachtasten der Milz in Rücken- und Seitenlage Bilirubin im Serum gesamt, Bilirubinester Urobilinogen im Urin halbquantitativ Blutbild ergänzen durch Ausstrich und Retikulozytenzahl Coombs-Test Abklärung einer hämorrhagischen Diathese – s. S. 120 Abklärung einer hämolytischen Anämie – s. S. 17
Akuter Ikterus ohne Cholostase, ohne Fieber, nicht dem typischen Bild einer Hepatitis entsprechend	Anamnese überprüfen, ggf. Fremdanamnese bez. Alkoholkonsum, Intoxikationen und Chemikalienkontakt Rechtsherzinsuffizienz ausschließen Venenstauung der unteren Körperhälfte ausschließen
Akuter Ikterus ohne Cholostase, mit Fieber, ohne Schmerzen	Körperlichen Befund überprüfen bez. Tonsillen, Lymphome, Sepsisherde, Thoraxkompressionsschmerz Mononukleose-Test Ggf. Blutkulturen

Akuter Ikterus mit Cholostase, mit Fieber, ohne Bauchschmerz	Körperlichen Befund überprüfen bez. Meningismus, Exantheme, Milztumor ggf. Liquoruntersuchung Urinstatus überprüfen Blutkultur auf Leptospirose Agglutinations-Lysis-Test am 8. Tag
Ikterus mit Bewußtseinsstörungen	Überprüfen eines ev. Foetor hepaticus, eines Tremor; Schriftbild festhalten Oesophagusvarizenblutung ausschließen Globalgerinnungsteste Heparin-Toleranz-Test oder PTT. Quick-Test im Verlauf Serum: Elektrolyte, Säure-Basen-Status, Ammoniak
Ikterus ohne Cholostase und ohne Schmerzen, anhaltend oder rezidivierend	Überprüfung der Anamnese bez. Alkoholkonsum, der körperlichen Befunde in Hinblick auf ev. Zirrhosezeichen Serum: Eisen und Kupfer Australia-Antigen-Nachweis Verlaufstendenz von Fermenten und Quicktest Röntgen: Zwerchfellstand und -beweglichkeit. Oesophaguspassage zum Ausschluß von Varizen. Im Zweifel endoskopischer Ausschluß Laparoskopie mit Biopsie zur Initialklärung, Verlaufskontrollen auch durch Blindbiopsie

Ikterus mit Cholostase ohne Schmerzen, ohne Fieber	Medikamentenanamnese überprüfen Fremdanamnese bez. Alkoholkonsum Gravidität ausschließen Körperlichen Befund überprüfen bzw. Tumoren, insbes. Tastbefund der Leber und Gallenblase Serumfermente: LDH, GLDH Röntgen: Abdomenübersicht bzw. schattengebende Konkremente, Pankreasverkalkungen
Anhaltender oder progredienter cholostatischer Ikterus, ohne Fieber und Schmerzen, spätestens nach 3 Wochen	Röntgen: Magen-Darm-Passage zum Ausschluß von tumorösen Prozessen Endoskopie: Inspektion von Oesophagus, Magen und Duodenum Falls möglich: endoskopische retrograde Cholangiographie Laparoskopie, falls nicht schlüssig: Transhepatische Cholangiographie
Ikterus mit Cholostase, Fieber und Schmerzen	Blutkultur Antibiotische Therapie, bis höchstens 3 Wochen Falls dabei Rückgang: Cholangiographie mit Schichtaufnahmen Falls kein Rückgang: Probelaparotomie oder transhepatische Cholangiographie unter Operationsbereitschaft

Ikterus mit Cholostase und Schmerzen, kein Fieber	Kein Abwarten: Röntgen: Abdomenübersicht, insbes. Konkremente, Pankreasverkalkungen? Labor: α-Amylase mit Verlauf Chirurgisches Konsil: Op.-Indikation? Falls Diagnostik möglich: Endoskopie von Oesophagus, Magen, Duodenum, ggf. mit retrograder Cholangiographie Im Zweifelsfall: transhepatische Cholangiographie
Verdacht auf biliäre Zirrhose	IgM-Globuline Antimitochondriale Antikörper
Tumorverdacht bei chronischem Leberleiden	α-Fetoprotein
Verdacht auf Hämochromatose	Glukosestoffwechsel überprüfen, im Zweifel oraler Glukose-Toleranz-Test Eisen und Kupfer im Serum Transferrin-Sättigung Eisenfärbung in Biopsie-Präparaten aus Leber und Magenschleimhaut

Liste der Krankheiten und Syndrome

Prähepatisch

Hämolyse s. Hämolytische Anämien – S. 17

Blutungen
Traumatische Blutungen
Hämorrhagische Diathese – s. S. 120
Große Infarkte der Lungen oder Milz
Spontane Blutungen in Körperhöhlen, s. Kollaps/Schock S. 168

Intrahepatisch

Ohne Cholostase
Akut entzündlich
  Hepatitis, infektiöse H. und Serum-H. (A und B)
  Leptospirosen, insbes. M. Weil
  Mononucleosis infectiosa (Pfeiffersches Drüsenfieber)
  Weitere Infekte: Malaria, Typhus abdominalis, Pneumonie, Gelb-
  fieber, Rickettsiosen
  Leberabszeß einschl. Amöbenabszeß
Chronisch entzündlich
  Persistierende Hepatitis
  Aggressive Hepatitis einschl. sog. lupoide Hepatitis
  Chronisch-nekrotisierende Hepatitis
  Oxyphenisatin-Hepatitis
Mit bindegewebigem Umbau
  Portale mikronoduläre Leberzirrhose
  Postnekrotische makronoduläre Leberzirrhose
  Hämochromatose, primär und sekundär
  Wilsonsche Krankheit

Toxisch
  Akute alkoholische Hepatose
  Knollenblätterpilz-Vergiftung
  Chemikalien: Tetrachlorkohlenstoff, Phosphor, Paraquat
  Medikamente: Halothan, Zytostatika, Antiepileptika,
  Oxyphenisatin
  Akute Schwangerschaftsfettleber
Zirkulatorisch
  Kardiale Stauungsleber
  Thrombose der Lebervenen (Budd-Chiari-Syndrom)
Traumatisch
  Leberruptur
  Leberhämatom (Contusio hepatis)
Sog. funktionelle Störungen
  Ikterus neonatorum
  M. Meulengracht (posthepatitische Hyperbilirubinämie)
  Dubin-Johnson- und Rotor-Syndrom

Mit Cholostase
Cholostatische Verlaufsform der akuten Hepatitis
Drogenikterus, insbes. Tuberkulostatika, Largactil
Akute alkoholische Hepatose
Idiopathische cholostatische Schwangerschaftshepatose
Chronische Choangiolitis, primäre biliäre Zirrhose
Paraneoplastische Hepatitis

Posthepatisch

Intrakanalikulär
Cholelithiasis im Ductus choledochus und hepaticus einschl. Ventil-
steine
Cholangitis
Papillenstenosen
Tumoren
Parasiten, insbes. Askariden
Mißbildungen

Extrakanalikulär
Pankreaskopfkarzinom
Metastasenleber
Leberzellkarzinom
Benigne komprimierende Tumoren
Kompression des Choledochus durch Zystikusstein (Mirizzi-Syndrom)

Gallige Peritonitis

Pseudoikterus, insbes. durch Karottenkost, Atebrin

Grundprogramm

Anamnese

Gegenwärtige Beschwerden: Entwicklung und Ausbreitung der Schmerzen? Anhaltendes Bestehen oder Belastungsabhängigkeit?

Mögliche Begleiterscheinungen: Appetitlosigkeit, Gewichtsabnahme? Fieber? Durst? Muskelschwäche? Veränderung der Körpergröße, des Hutumfangs?

Ursächliche Faktoren: Trauma von adäquatem Charakter? Chronische Diarrhoe? Obstipation, Abführmittelgebrauch? Ernährungsgewohnheiten? Ausreichende Sonnenlichtexposition? Abnorme Immobilisierung? Schwangerschaften?
Vorkrankheiten, insbes. chronische Leiden von Bronchien, Prostata, Magen, Niere? Frühere Operationen und Bestrahlungen? Knotenbildung in der Brust? Tuberkulose? Magenulkus, Leberzirrhose, Pankreatitis? Nierensteinleiden?
Medikamente, insbes. Kortikoide, Vitamin D, AT 10?

Befund

Lokal: Verformungen, abnorme Stellung und Beweglichkeit? Krepitation? Lokalschmerz bei Druck und Bewegung? Umschriebene Erhöhung der Hauttemperatur?

Sonstiges Knochensystem: Kompressionsschmerz des Thorax, des Beckens? Erhöhte Biegbarkeit der Rippen? Querfalte am Bauch im Stehen? Abstand zwischen Brustkorb und Becken? Körpergröße messen und mit früheren Werten vergleichen.

Allgemeinbefund: Lymphome? Hinweise auf Tumorleiden, insbes. im Bereich der Mamma, der Schilddrüse? Rektale Palpation der Pro-

stata. Chvostek- und Trousseausches Zeichen? Blaue Farbe der Sklera?
Arterien: typische Pulse palpieren, über den großen Stämmen auskultieren.

Technische Verfahren

Labor: Blutsenkung, Blutbild, Urinstatus. Im Serum: Gesamteiweiß und Elektrophorese, Kalzium, Phosphor, alkalische Phosphatase, Kreatinin, Harnsäure. Im Urin: Kalziumausscheidung pro 24 Std

Röntgen: Thoraxaufnahme. Lokale Skelettaufnahme.

Indikationen für gezielte Untersuchungen

Röntgenaufnahme unsicher	Tomographie
Kreatinin i. S. erhöht	Elektrolytstatus Säure-Basen-Status Ausschluß einer obstruktiven Uropathie
Fieber	Blutkultur, ggf. wiederholt
Luesverdächtige Anamnese, unklare Exantheme, generalisierte Lymphome	Luesreaktionen: Cardiolipin Im Zweifel und zum Ausschluß falsch positiver Befunde: Nelson- oder FTA-Test
Prostata verdächtig	Saure Phosphatase mit spezifischem Anteil

Kalziumausscheidung im Urin erhöht	Mehrfachbestimmung zur Sicherung Urographie, ggf. mit Tomographie Tumorleiden ausschließen Cushing-Syndrom und Hyperthyreose ausschließen
Rezidivierende Kalzium-Phosphat-Urolithiasis, Hyperkalzämie, Hyperkalkurie, generalisierte osteoporotische Veränderungen, ungeklärte Spontanfrakturen	Parathormon-Bestimmung (Radi-Immuno-Assay)
Hyperparathyreoidismus anzunehmen, Frage der Lokalisation eines Adenoms	Parathormonbestimmung im Halsvenenblut, seitengetrennt
Tetanische Anfälle	Elektrokardiogramm Elektromyogramm
Diffuse Knochenerkrankung	Beckenkammbiopsie
Verdacht auf Metastasen bei fehlendem oder unsicherem Röntgenbefund, ungeklärter Verdacht auf Osteomyelitis	Knochenszintigraphie
Unklare umschriebene Knochenveränderungen in den Extremitäten	Angiographie

Liste der Krankheiten und Syndrome

Traumatisch
Frakturen bei adäquater Gewalteinwirkung
Subperiostale Hämatome
Spontanfrakturen bzw. Frakturen bei inadäquater Gewalteinwirkung

Posttraumatisch
Sudeck-Syndrom

Entzündlich
Osteomyelitis einschl. Brodie-Abszeß und metastatisch-bakterieller
Herdbildung, insbes. bei Typhus, M. Bang
Infektionskrankheiten ohne nachweisbare Herdbildung, insbes. Wolhynisches Fieber
Knochentuberkulose
Lues (II, III und kongenital)

Nutritive, hormonale und degenerative Störungen
Osteomalazie, Rachitis
Osteoporose
Hyperparathyreoidismus, primärer (Osteodystrophia fibrosa generalisata cystica v. Recklinghausen)
Renale Osteopathie (sekundärer Hyperparathyreoidismus)
Paraneoplastische Hyperkalzämie (Pseudo-Hyperparathyreoidismus)
Ostitis deformans Paget
Hypertrophische Osteoarthropathie, insbes. bei pulmonalen entzündlichen und neoplastischen Prozessen
Knocheninfarkte
Arterielle Verschlußkrankheit, Hyperlipidämie, Luftembolie
Aseptische Knochennekrosen
  Perthes (Hüfte), Köhler I und II (Hand), Osgood-Schlatter
  (Tibia), Scheuermann (Wirbelsäule)

Kortikoidtherapie
Speicherkrankheiten
  Hand-Schüller-Christian-Syndrom, Eosinophiles Granulom, M.
  Gaucher
Osteochondrosen und Spondylosen

Maligne Tumoren
Metastasen, insbes. von Bronchien, Magen, Niere, Prostata, Mamma
und Thyreoidea
Primäre Knochentumoren, Sarkome
Plasmozytom
Lymphogranulom
Leukämie

Benigne Tumoren
Riesenzelltumoren und Knochenzysten
Fibrome, Enchondrome, Osteome, Kartilaginome
Exostosen

Rückenschmerzen – s. S. 219

Gelenkschmerzen – s. S. 114

Grundprogramm

Anamnese

Gegenwärtige Beschwerden: Schwäche, Unfähigkeit zu Stehen? Schwarzwerden vor den Augen? Durst? Unruhe? Atemnot?

Mögliche Begleiterscheinungen: Benommenheit, Bewußtlosigkeit? Krämpfe? Verminderte Harnausscheidung? Wann zuletzt Blasenentleerung? Blutungsneigung?

Ursächliche Faktoren: Verletzungen, Blutungen, Operationen, Verbrennungen? Schwangerschaft, Abort? Herzschmerzen?
Auslösung durch: Hitze, Stehen, Anstrengung, Schwitzen, Durchfall, Erbrechen, Dursten, große Urinausscheidung? Erregung, Angst, Schreck? Besondere Kopfbewegungen, Druck auf den Hals?
Vorbestehende Krankheiten, insbes.: Herzleiden, Herzinfarkt, Herzunregelmäßigkeiten, erhöhter Blutdruck? Venenthrombose? Infektionskrankheiten, Fieber?
Diabetes? Maligne Tumoren? Leberzirrhose, Magen- und Duodenalulkus? Teerstühle? Sonstige Schmerzen, insbes. im Bauch?
Medikamente: insbes. Antihypertonika, Diuretika, Schlaf- und Beruhigungsmittel, Antirheumatika, Antikoagulantien?

Befund

Allgemein: Bewußtsein klar? Unruhe oder Lethargie? Blässe, Zyanose, Ikterus, hämorrhagische Diathese? Dyspnoe, Atemfrequenz und -typ? Körpertemperatur?

Beurteilung der Schwere des Symptoms: Pulsfrequenz und -qualität (unter Vergleich der Leisten- und Radialispulse und der Herzaktion)? Blutdruck? Hauttemperatur an den Akren? Schweißbildung? Prüfung der Elastizität einer Hautfalte. Zungenfeuchtigkeit? Beobachtung der Kapillarfüllung nach Kompression eines Fingernagels im Vergleich zum eigenen.

Suche nach ursächlichen Veränderungen: Äußere Verletzungen, sichtbare Blutungen, Frakturen? Azetongeruch der Atemluft? Herzgröße, -töne und -geräusche? Rhythmusstörungen? Vergleich der Pulse an beiden Armen und Beinen. Venenfüllung am Hals und an den Extremitäten? Schwellung, Verfärbung, Venenprominenz und Schmerzhaftigkeit an den Beinen?
Differenz von Klopfschall und Atemgeräusch über den Lungen? Bauchdeckenspannung, Druckschmerz, Meteorismus?

Technische Verfahren

Labor: Blutsenkung, Blutbild mit Hämatokrit; Urinstatus; Blutzukker, Kreatinin. Quicktest, globaler Gerinnungstest (PTT oder Heparin-Toleranz-Zeit)

Elektrokardiogramm

Röntgen: Thorax-Aufnahme (sofern praktikabel)

Indikationen für gezielte Untersuchungen

Blutungen	– s. Bluterbrechen S. 47, Blut im Stuhl S. 55, Hämorrhagische Diathese S. 120
Abdominalschmerzen – s. S. 1	
Schwerere und anhaltende Symptome eines Kreislaufversagens	Urinausscheidungskontrolle Messung und Kontrolle des zentralen Venendrucks Kontrolle von Hämoglobin und Hämatokrit Serumionogramm, Säure-Basen-Status Serumeiweiß, Elektrophorese Kontrolle der globalen Gerinnungsteste Thrombozytenzahl, Fibrinogen
Unklares Fieber	Blutkultur
Diarrhoe – s. S. 76	
Orthostatisches Syndrom	Schellong-Versuch, ggf. mit Ekg
Störung der Schweißsekretion	Ninhydrin-Test nach Moberg
Medikation mit Antihypertonika, Diuretika	Auslaßversuch

Liste der Krankheiten und Syndrome

Vermindertes Füllungsvolumen des Kreislaufsystems

Blutverluste

Nach außen bzw. in Ausscheidungen sichtbar
  Traumatische Blutungen
  Spontane Blutungen, insbes. Bluterbrechen S. 47 Blut im Stuhl S. 55

Nach innen, nicht oder zunächst noch nicht sichtbar
  Frakturen, Quetschungen
  Organrupturen durch Trauma
  Punktionsverletzungen
  Spontanblutungen
    Gastrointestinal, insbes. Magen- und Duodenalulkus – s. S. 1
    Spontanhämatothorax
    Aneurysmarupturen, Aneurysma dissecans
    Milzruptur bei Morbus Pfeiffer
    Antikoagulantienblutungen
    Gynäkologische Blutungen, insbes. Extrauteringravidität, Ovarial-
    zystenruptur

Verminderung der zirkulierenden Blutmenge durch lokale Stauungen
  Akute Thrombosen großer Venen
  Knebelkollaps
  Kompression der Vena cava bei Gravidität
  Varikose, ggf. in Kombination mit Orthostase

Vorwiegende Plasmaverluste

Verbrennung
Peritonitis
Pankreasnekrose, Pankreatitis
Aszitespunktion

Vorwiegende Wasser- und Elektrolytverluste
Diarrhoe – s. S. 1 u. 9
Ileus
Diabetisches Koma, ketoazidotisch und hyperosmolar
Hitzeschäden, Schwitzen
Exzessive Diurese
Morbus Addison

Veränderte Wandspannung des Gefäßsystems
Vergiftungen
Überdosierung von Antihypertonika
Fieber, Infektionen, insbes. Bakteriämien
Bauch- und Hodentrauma
Perforation eines Hohlorgans
Anaphylaktischer Schock
Gravitation z. B. bei Fliegern
Orthostatisches Syndrom, ggf. in Kombination mit Hitze, Immobilisierung und anderen Faktoren
  Muskelhypotonie, nach längerer Bettruhe, nach Anstrengungen
Varikose
Sympathektomie, Spinalanästhesie
Neurologische Erkrankungen, insbes. Polyneuropathien
Asympathikotone Hypotonie
Karotis-Sinus-Syndrom, einschl. Glossopharnyngeus-Neuralgie,
Aortenbogensyndrom
Synkopale Anfälle
Valsalva, Hyperventilation, Husten-, Lach- und Miktionssynkopen
Psychogene Ohnmacht

Hindernisse im kleinen Kreislauf
Lungenarterienembolie
Fettembolie, Luftembolie
Spannungspneumothorax, Mediastinalemphysem
Traumatische Schäden: Zwerchfellruptur, Luxatio cordis mit Drosselung der Vv. cavae

Kardiogene Störungen der Auswurfleistung

Myokardinfarkt

Herzbeuteltamponade durch Blutung, Erguß

Ruptur eines Papillarmuskels, eines Klappensegels, des Septums

Ventilstörungen: Aortenstenose, Mitralstenose, Kugelthrombus im
linken Vorhof, Myxom

Myokarditis

Tachykarde Rhythmusstörungen

Bradykarde Reizbildungs- und Überleitungsstörungen

Grundprogramm

Anamnese

Gegenwärtige Beschwerden: Schmerzeintritt allmählich oder schlagartig? Unter besonderen Umständen, zu bestimmten Tageszeiten, vorwiegend bei Bettruhe? Häufigkeit: seit wann, wie oft wiederkehrend? Anfälle, Schmerzperioden? Jeweilige Schmerzdauer? Vorauslaufende Erscheinungen, insbes. Sehstörungen, Schwindel? Auslösende Faktoren: Ermüdung? Licht, Geräusche, Erschütterungen? Psychische Spannungen? Wetter? Besondere Kopfhaltungen? Essen und Trinken? Besondere Speisen, vor allem Käse, Schokolade, Eiscreme? Alkohol? Zusammenhang mit dem Menstruationszyklus?
Gibt es Umstände, die eine Verstärkung oder Abschwächung bewirken? Einfluß von Wärme und Kälte? Bei Frauen z. B. Verträglichkeit einer Heißlufthaube beim Friseur?
Lokalisation: insbes. Halbseitigkeit? Ausstrahlungen?
Schmerzcharakter: reißend, bohrend, brennend, pulsierend, dumpf, stechend, wühlend?

Mögliche Begleiterscheinungen: Fieber? Nackensteifigkeit? Schweres allgemeines Krankheitsgefühl? Übelkeit, Erbrechen? Doppelsehen? Gesichtsfeldausfälle? Lichtscheu, Flimmern vor den Augen? Schwellung und Rötung im Gesicht? Tränen- und Nasensekretion? Vorübergehende, bleibende oder zunehmende Ausfälle des Nervensystems, insbes. der Sprache, von Kraft und Bewegungen, Gefühl und Koordination? Störung des Hörens?

Ursächliche Faktoren: Schädelverletzungen, jetzt und früher? Wäßriger Ausfluß aus der Nase nach früherem Schädelbasisbruch? Ohrenleiden, Hörstörungen? Nebenhöhlenerkrankungen? Bläschenausschlag im Gesicht, Gürtelrose? Augenerkrankungen, Resultat einschlägiger Untersuchungen?

Allgemeines Krankheitsgefühl? Gewichtsabnahme? Geschwulstleiden, frühere Operationen, Bestrahlungen? Lungenerkrankungen, chronischer Husten? Rauchen? Herzerkrankungen, Hochdruck? Nierenleiden? Schwangerschaft? Diabetes mellitus? Alkoholkonsum (ggf. auch Fremdanamnese)? Gewerbliche oder anderweitige Giftaufnahme? Medikamente? Schmerz- und/oder Schlafmittelabusus? Antikoagulantien? Familiäres Vorkommen von Kopfschmerzen?

Befund

Allgemein: Bewußtseinslage? Fieber? Dyspnoe? Zyanose? Plethora? Anämie? Ikterus?

Lokal: Nackensteifigkeit? Druck- oder Klopfempfindlichkeit der Schädelkalotte, des Mastoids, über den Nebenhöhlen? Hyperalgesie der Kopfhaut? Schmerzhafte Verdickung der A. temporalis? Ausfluß aus dem Gehörgang? Orientierende Hörprüfung, z. B. durch Uhr an der Ohrmuschel. Sichtbare Veränderungen im Bereich der Augen, Exophthalmus? Orientierende und vergleichende Tastung des Bulbusdrucks.

Neurologischer Status, insbes. Pupillenweite und -reaktion, Nystagmus, Prüfung der sonstigen Hirnnerven; Motorik, Reflexstatus, Sensibilität, Koordination und Sprache; Wesensveränderungen (ggf. ergänzt durch Fremdanamnese)?

Herz- und Kreislaufstatus: Pulsfrequenz, insbes. Bradykardie? Blutdruck. Herzgröße und -geräusche? Zeichen einer Stauungsinsuffizienz, insbes. Halsvenenstauung? Tastung der Pulse an allen typischen Stellen, Auskultation über den großen Arterienstämmen, insbes. am Hals.

Lunge: Hinweise auf chronische Bronchitis, Bronchiektasen, Bronchialkarzinom?

Weitere wichtige allgemeine Befunde: Hämorrhagische Diathese? Lymphome?

Technische Verfahren

Labor: Blutsenkung, Blutbild Urinstatus; Blutzucker, Kreatinin

Röntgen: Thoraxaufnahme

Elektrokardiogramm

Spiegelung des Augenhintergrundes

-

Indikationen für gezielte Untersuchungen

Nackensteifigkeit, Fieber – s. S. 197

Anfälle von Blutdruckerhöhung	Vanillinmandelsäureausscheidung im Urin
Schmerzhaftigkeit und Verdikkung der A. temporalis	Biopsie
Verdacht auf Erkrankung der Ohren und des Gleichgewichtsorgans, der Nebenhöhlen; systematische Untersuchung bei anhaltend ungeklärten Beschwerden	HNO-Konsil und ggf. Übernahme in fachärztliche Behandlung
Störungen des Kauapparates	Kieferorthopädisches Konsil
Verdacht auf Erkrankung der Augen; systematische Untersuchung bei anhaltend ungeklärten Beschwerden	Ophthalmologisches Konsil

Abnormitäten im neurologischen und psychischen Status; anhaltend ungeklärte Beschwerden	Neurologisches Konsil, ggf. Übernahme in fachärztliche weitere Diagnostik und Behandlung: Röntgenaufnahme des Schädels in 2 Ebenen Elektroenzephalographie Echoenzephalographie
Verstärkter Verdacht auf raumfordernde Prozesse, anhaltend ungeklärte, insbes. progrediente Erscheinungen	Hirnszintigraphie Tomometrie (in entspr. Zentren) (Pneumoenzephalographie)
Indikationsstellung zu einem operativen Eingriff, sofern nicht vom Allgemeinbefund kontraindiziert	Zerebrale Angiographie der A. carotis und der A. vertebralis (retrograd von der A. brachialis), ggf. auch durch Aortenbogenkatheter
Verdacht auf Migräne	Erneute Überprüfung der Anamnese, insbes. in Hinblick auf: Prodromi, Anfallscharakter, Halbseitigkeit (allerdings nicht obligat!), Lärm- und Lichtempfindlichkeit, Übelkeit auf dem Höhepunkt des Anfalls, Erbrechen bringt Erleichterung, familiäres Vorkommen.

Liste der Krankheiten und Syndrome

Lokale Ursachen

Intrakranial
Raumfordernde Tumorbildungen
  Primäre maligne Tumoren
  Metastasen
  Benigne Tumoren einschl. Zysten, Hämangiome
  Flottierende intraventrikuläre Tumoren mit intermittierendem Hydrozephalus
  Zystizerkose
Entzündungen
  Meningitiden – s. S. 197
  Enzephalitis
  Hirnabszeß, fortgeleitet und metastatisch
  Meningitis luica
  Multiple Sklerose
Vaskuläre Prozesse
  Enzephalomalazie durch Ischämie, Thrombose und Embolie
  Passagere Ischämien durch arterielle Stenosen und Verschlüsse
  Sinusthrombose
  Aneurysmen
Blutungen
  Epidural
  Subdural, einschl. Pachymeningitis haemorrhagica interna
  Subarachnoidal
  Intrazerebral, einschl. Einbruch in den Ventrikel und Subarachnoidalraum
  Trauma: Commotio und Contusio cerebri
Liquorproduktionsstörungen
  Hydrocephalus hypersecretorius
  Nach Punktion
  Aliquorrhoe

Funktionell
  Menière-Syndrom
  Migräne, einschl. Formen mit begleitenden Ophthalmoplegien und
  anderen passageren Ausfällen
  Bing-Horton-Syndrom (Histaminkopfschmerz, Cluster-Kopf-
  schmerz)

Extrakranial
Vaskulär: Arteriitis temporalis (Riesenzellarteriitis)
Ossär
  Tumorbildungen im Schädelknochen
  Knochenlues (Dolores osteocopi nocturni)
Hals und Nacken
  Osteochondrose und Spondylose der Halswirbelsäule
Augen, siehe Fachliteratur, insbes.:
  Glaukom, akut und chronisch
  Iridozyklitis
  Neuritis optica
  Refraktionsanomalien
  Akkommodationsstörungen
Hals-Nasen-Ohren-Krankheiten, siehe Fachliteratur, insbes.:
  Nebenhöhlenentzündungen
  Mittelohrentzündungen
  Nasenpolypen
Neuralgien
  Symptomatische Formen durch Tumorwachstum und lokale
  Schäden
  Idiopathische Neuralgien
  Trigeminus
  Glossopharyngeus
  N. sphenopalatinus

Allgemeine Ursachen

Intoxikationen und Stoffwechselstörungen
Exogen
  Alkoholabusus
  Schlafmittel- und Phenazetinabusus

Kohlenmonoxydvergiftung (auch durch exzessives Rauchen)
Methämoglobinbildung
Kohlendioxydstau, schlechte Raumventilation
Gifte: insbes. Blei, Tetrachlorkohlenstoff, Nitrite
Medikamente: insbes. Nitroglyzerin
Endogen
 Urämie
 Cholämie
 Diabetische Azidose
 Hypoglykämie

Infektionen, insbes.:
Typhus abdominalis
Sepsis
Tuberkulose

Herz- und Kreislauferkrankungen
Hypertonie
Hypotonie einschl. Kollaps – s. S. 168
Hypoxämien
Rechtsherzinsuffizienz
Phäochromozytom und paroxysmale Blutdruckkrisen

Allgemeinerkrankungen
Nephritis
Polyzythämie, primär und sekundär
Anämien – s. S. 17
Hämorrhagische Diathese – s. S. 120
Hypothyreose
Obstipation (?)

Funktionelle Störungen
Belastungen: Lärm, Schlaflosigkeit, Hunger, Menstruation
Larvierte endogene Depression
Psychische Spannungen

Idiopathischer Kopfschmerz (Cephalea vasomotorica)

Grundprogramm

Anamnese

Gegenwärtige Beschwerden: Druck und Völlegefühl im Oberbauch? Gelbsucht? Farbe von Urin und Stuhl? Schmerzen, anhaltend oder kolikartig? Verträglichkeit von Fett, Alkohol, Rauchen?

Mögliche Begleiterscheinungen: Fieber? Appetitlosigkeit, Übelkeit, Erbrechen, Gewichtsverlust? Durchfall, Verstopfung? Neigung zu Blähungen? Müdigkeit, Konzentrationsschwäche? Schwitzen? Juckreiz? Durst? Kollapsneigung? Potenzstörungen? Gelenkschmerzen?

Ursächliche Faktoren: Frühere Gelbsuchten, Gallensteine, andere Baucherkrankungen? Gelbsucht in der Umgebung? Bluttransfusionen, Injektionen? Alkoholkonsum? Im Zweifelsfall durch Fremdanamnese ergänzt. Toxische Substanzen am Arbeitsplatz oder sonst? Tropenaufenthalt? Bluterbrechen? Teerstühle? Medikamente, insbes. auch Abführmittel der Oxyphenisatingruppe? Herzleiden? Atemnot bei Anstrengungen, in Ruhe? Schwellungen an den Beinen? Zunahme des Bauchumfangs?

Befund

Lokal: Palpation der Leber zur Festlegung von Größe, Form, Konsistenz, Oberfläche und Rand. Ggf. Perkussion der Höhe der Leberdämpfung in der MCL. Gallenblase tastbar? Druckempfindlichkeit? Schmerz der Leberregion bei Kompression von vorne und hinten?

Allgemein: Ikterus? Aszites? Ggf. Perkussion bei Lagewechsel, Verstrichener Nabel? Vermehrte Venenzeichnung am Bauch, am seitlichen Thorax? Milz tastbar? Ggf. Form und Konsistenz? Rektale Palpation.
Verminderung von Achsel- und Schambehaarung? Bauchglatze,

weibliche Schamhaarbegrenzung? Vermehrtes Hautpigment? Spidernaevi? Palmar- und Plantarerythem? Dupuytren-Kontraktur? Uhrglasnägel, Weißnägel? Gynäkomastie? Hodenatrophie? Anämie? Foetor? Bewußtseinsstörungen? Tremor? Ggf. Schriftprobe.

Kreislaufsystem: Puls, Blutdruck, Herzgröße? Venenstauung am Hals sichtbar? Verstärkung der Halsvenenfüllung bei manueller Kompression der Leber? Pleuraerguß? Ödeme?

Technische Verfahren

Labor: Blutsenkung, Blutbild, Urinstatus
Fermente: GOT, GPT, γ-GT
Serumeiweiß und Elektrophorese

Röntgen: Thorax-Aufnahme

Elektrokardiogramm

Indikationen für gezielte Untersuchungen

Ikterus — s. S. 154

Fieber, Lymphome	Blutausstrich Mononukleose-Test — s. S. 187

Anhaltend ungeklärtes Fieber — s. S. 103

Herzinsuffizienz — s. S. 127

Knotiger Charakter der Leber-oberfläche, allgemein reduzier-ter Zustand, sonst ungeklärter Befund	Stuhl auf okkultes Blut Röntgen in der Reihenfolge: Cholangiographie, Kolon-Kon-trasteinlauf, Magen-Darm-Pas-sage Endoskopie: Rektoskopie, Ga-stro-Duodenoskopie
Anhaltend ungeklärte Hepato-megalie, Verdacht auf chroni-sche Hepatitis oder Zirrhose	Erweitertes Fermentprogramm: LDH, LAP, alkalische Phospha-tase Immunglobuline Laparoskopie, ggf. mit gezielter Biopsie
Verdacht auf primäres Leber-Ca	(s. o.) α_1-Fetoglobulin
Verdacht auf Fettleber	(s. o.) Leberblindpunktion, in der Regel keine Laparoskopie
Echinokokkus-Verdacht	Röntgenaufnahme und Durch-leuchtung, insbes. auf intrahepa-tische Verkalkungen Leberszintigraphie

Tropenaufenthalt, Verdacht auf Amöbeninfektion	Stuhluntersuchung im Frischpräparat Leberszintigraphie

Aszites — s. S. 33

Auffällig bräunliches Hautpigment	Eisen und Kupfer im Serum Eisenfärbung in Haut- und Leberbiopsie

Verdacht auf Speicherkrankheit	Cholesterin, Neutralfett, Lipid-Elektrophorese Leberbiopsie

Liste der Krankheiten und Syndrome

Diffus entzündlich

Akute Virushepatitis A und B
Weitere besonders hepatotrope Infektionen
  Mononucleosis infectiosa (M. Pfeiffer)
  Leptospirosen, insbes. M. Weil
Sonstige Infektionskrankheiten:
  Sepsis einschl. Endokarditis lenta, Miliartuberkulose, Pneumonie,
  Salmonellosen, Brucellosen, Amöbenruhr, Malaria
Chronische Hepatitis
  Persistierende Hepatitis
  Aggressive Hepatitis
  Chronisch-nekrotisierende Hepatitis
  Oxyphenisatin-Hepatitis
Cholangitis und Cholangiolitis
M. Boeck

Umschrieben entzündlich

Abszeß: cholangitisch, hämatogen, Amöben
Echinokokkus
Leberegel

Diffus nichtentzündlich

Leberzirrhose, einschl. Hämochromatose, M. Wilson, primäre biliäre
Zirrhose
Fettleber, einschl. Mauriac-Syndrom bei Diabetes mell.
Toxische Hepatose, insbes. durch Alkohol, Tetrachlorkohlenstoff
Hepatose durch Medikamente
Speicherkrankheiten:
Glykogenose, M. Gaucher, M. Hand-Schüller-Christian, M. Nie-
mann-Pick
Sekundäre Ablagerungen und Schädigungen:
Hämosiderose, Amyloid, Thorotrast, Porphyrie

Blutkrankheiten und diffuse Neoplasien
Leukämien, Myelom
Großfollikuläres Lymphoblastom Brill-Symmers
Osteomyelosklerose und -fibrose, Marmorknochenkrankheit
Retikulosen
Mastozytose-Syndrom

Umschrieben neoplastisch
Maligne Prozesse
  Metastasen aller Art, insbes. vom Gallensystem
  Primäres Leberzellkarzinom
  Lymphogranulomatose
Benigne Prozesse
Leberzysten
Adenome, Hämangiome

Intra- und posthepatische Gallenstauung, siehe Ikterus S. 154

Zirkulatorisch
Rechtsherzinsuffizienz einschl. Trikuspidalklappeninsuffizienz
Konstriktive Perikarditis
Thrombose der Lebervenen (Budd-Chiari-Syndrom)

Vorgetäuschte Lebervergrößerung
Tiefstand bei Emphysem, Skoliose, Hepatoptose
Abnorme Lappenbildung
Benachbarte Tumoren, kotgefüllte Kolonschlingen
Subphrenischer Abszeß
Transposition

Grundprogramm

Anamnese

Jetzige Beschwerden: Wann zuerst bemerkt? Rasches Wachstum? Schmerzen, spontan, bei Berührung, nach Alkoholgenuß?

Mögliche Begleiterscheinungen: Fieber? Nachtschweiß? Hautausschlag? Hautjucken? Gewichtsabnahme?

Ursächliche Faktoren: Lokale Entzündungsherde, Hautdefekte? Bei inguinalem Sitz: Harnröhren- oder Scheidenausfluß? Tierkontakte, beruflich und privat?
Medikamente: insbes. chronischer Gebrauch von Hydantoin, Analgetika, PAS?

Befund

Lokal: Inspektion: Örtliche Rötungen der Haut über dem Lymphom? Schwellung der Umgebung? Fistelbildung?
Palpation: Größe der Lymphome? Konsistenz? Fluktuation? Verschieblichkeit gegenüber der Unterlage und der Haut? Abgrenzbarkeit untereinander? Schmerzhaftigkeit?

Lympheinzugsgebiet: Lokale Veränderungen, Hautdefekte, Entzündungen, Tumorbildung? Lymphangitische Stränge?

Allgemein Lymphome suchen: nuchal, retroaurikulär, präaurikulär, vor und hinter dem M. sternocleidomastoideus, im Kieferwinkel, supraklavikulär, axillär, an den seitlichen Thoraxpartien, inguinal, medial oberhalb der Ellenbeuge.

Sonstige wichtige Befunde: Milz- und Lebergröße? Ikterus? Kratzeffekte der Haut? Perkussion der Mediastinaldämpfung.

Technische Verfahren

Labor: Blutsenkung, Blutbild mit Ausstrich, Serumeiweiß mit Elektrophorese

Röntgen: Thoraxaufnahme

Indikationen für gezielte Untersuchungen

Lokalisierte Lymphome	Lympheinzugsgebiet auf entzündliche, ulzeröse und neoplastische Veränderungen überprüfen Bei Leistenlymphomen Zwischenzehenräume auf Mykose untersuchen
Tonsilläre Entzündung	Abstrich, bakteriologische Untersuchung
Schmerzloses Ulkus im Lympheinzugsgebiet	Dunkelfelduntersuchung
Eitersekretion aus Fistel	Bakteriologische Untersuchung insbes. auf Tuberkulose
Eitrig eingeschmolzene Lymphome	Desgleichen nach Probepunktion
Tuberkulose positiv	Kultur und Resistenzprüfung
Tuberkuloseverdacht ungeklärt	Tierversuch
Generalisierte Lymphome mit Angina	Mononukleose-Test

mit Luesverdacht	Cardiolipin-Reaktion, Nelson-Test
mit Fieber	Agglutination auf Brucellosen Sabin-Feldmann-Test und KBR auf Toxoplasmose
septisches Fieber	Blutkulturen, ggf. wiederholt
Katzenverletzung	KBR auf Katzenkrankheit
anhaltend ungeklärtes Fieber	LE-Zellen, AHG-Titer
Lymphome mit abnormem Blutbild, Mononukleose auszuschließen	Sternalpunktion
Verdacht auf M. Boeck	Tuberkulintestung Leberbiopsie
Lymphombildung nicht anderweitig einwandfrei geklärt	Probeexzision, histologische Untersuchung
Abklärung einer Lymphogranulomatose und Einordnung in die Stadien I–IV	Labor: Kreatinin, Transaminasen, alkalische Phosphatase, Fe, Cu und Ca im Serum, Immunglobuline Röntgen: Thorax-Durchleuchtung, ggf. Tomographie; Urographie; Knochenaufnahmen: Schädel, Brust- und Lendenwirbelsäule Szintigraphie: Milz, Leber, Knochen

	Lymphangiographie der abdominalen Lymphknoten
	Explorative Laparotomie
Verdacht auf Speicherkrankheit	Sternalpunktion
	Röntgenaufnahmen des Skeletts, insbes. des Schädels

Liste der Krankheiten und Syndrome

Lokalisierte Lymphome

Entzündlich
Akute Begleitlymphadenitis bei unspezifischen Entzündungen
Alte narbig indurierte Lymphknoten, pathogenetisch nicht mehr aufklärbar, irrelevant
Spezifische Entzündungen
  Tuberkulose
  Lues I
  Diphtherie, Plaut-Vincent-Angina
  Listeriose
  Katzenkratzkrankheit
  Lymphogranuloma inguinale, Ulcus molle, Herpes genitalis
  Pasteurella pseudotuberculosis

Neoplastisch
Lokale Tumormetastasen
Lymphogranulomatose Stadium I

Generalisierte Lymphome

Entzündlich
Infektion durch Bakterien und Protozoen
  Sepsis
  Tuberkulose

Lues II
Brucellosen
Toxoplasmose
Tularämie
Infektion durch Viren
  Mononucleosis infectiosa (Pfeiffersches Drüsenfieber)
  Röteln
  Masern
  Mumps
  Hepatitis
  Weitere Virusgruppen: Adenoviren, Echoviren
Reaktiv entzündlich
  Morbus Boeck
  Kollagenosen, insbes. Lupus erythematodes, Periarteriitis nodosa
  Drogenlymphadenopathie: insbes. Hydantoin, PAS, Analgetika
  Morbus Whipple

Neoplastisch
Chronisch lymphatische Leukämie
Akute Leukosen
Lymphosarkomatose
Lymphogranulomatose einschl. Paragranulom
Großfollikuläres Lymphoblastom Brill-Symmers
Myelom (Plasmozytom)
M. Waldenström
Retikulosarkomatose
Neoplastische Retikulosen

Speicherkrankheiten
M. Gaucher
M. Hand-Schüller-Christian
M. Niemann-Pick

Grundprogramm

Anamnese

Gegenwärtige Beschwerden: Lokale Schmerzen in der Milzgegend, in Ruhe, verstärkt bei tiefer Atmung? Druck und Völlegefühl im Leib?

Mögliche Begleiterscheinungen: Fieber? Gelbsucht? Bluterbrechen, Teerstuhl, sonstige Blutungen? Gewichtsabnahme? Allgemeine Mattigkeit? Nachtschweiß? Durst? Atemnot? Ödeme?

Ursächliche Faktoren: Frühere Gelbsucht, Baucherkrankungen, Operationen? Alkoholkonsum? Herzleiden? Gelenkbeschwerden? Knochenschmerzen, sonstige Schmerzen im Körper? Chronische Eiterungen? Tropenaufenthalt?

Befund

Allgemein: Bewußtseinszustand? Ikterus? Anämie, Plethora oder Zyanose? Exantheme, insbes. auch Roseolen und septische Hautmetastasen? Hämorrhagische Diathese? Ödeme?

Lokal: Palpation: Verschieblichkeit bei tiefer Atmung nach medial innen? Messen der Größe von definierten Punkten, z. B. vom Schnittpunkt des Rippenbogens mit der Medioklavikularlinie zum tiefsten Pol. Konsistenz? Einkerbungen des Randes?
Auskultation: Reiben bei tiefer Inspiration?

Abdomen: Aszites? Meteorismus? Bauchglatze? Verstärkte Venenzeichnung um den Nabel, an der seitlichen Thoraxwand? Lebervergrößerung? Lokale Schmerzhaftigkeiten? Sonstige Resistenzen?

Sonstige Organe: Herzvergrößerung? Herzgeräusche? Blutdruck, Herzfrequenz? Stauungszeichen?

Lymphome? Veränderungen an Tonsillen und Mundschleimhaut? Hautpigmentationen? Palmarerythem? Spidernaevi? Gelenkdeformierungen und -bewegungseinschränkungen?

Technische Verfahren

Labor: Blutbild mit Ausstrich, Thrombozyten, Retikulozyten. Fermente: GOT, GPT, γ-GT. Serumeiweiß, Elektrophorese.

Röntgen: Thorax-Aufnahme. Durchleuchtung mit Breischluck zum Ausschluß von Oesophagusvarizen. Beobachtung der Milz im Verhältnis zu den Nachbarorganen.

Indikationen für gezielte Untersuchungen

Zweifel über das Vorhandensein eines Milztumors, Suche nach einer beginnenden Vergrößerung des Organs	Milzszintigraphie
Fieber	Blutkulturen, wiederholt Agglutinationsteste nach Krankheitsbild auf Salmonellosen, Brucellosen, Leptospirosen Bei Tropenaufenthalt Blutausstriche auf Malaria

Ikterus — s. S. 154
Aszites — s. S. 33
Anämie — s. S. 17
Hämorrhagische Diathese — s. S. 120
Lymphome — s. S. 187

Auffallende Pigmentierung von Haut und Schleimhäuten	Serumeisen und -kupfer Eisenfärbung von Biopsien aus Haut und Leber
Chronische Eiterungen, auffallende Härte der Milz bei sonst ungeklärter Ätiologie	Amyloidfärbung von Biopsien aus der Rektumschleimhaut, ggf. auch Niere
Verdacht auf prähepatischen Block, bei Indikationsstellung einer Shuntoperation	Oesophagoskopie Laparoskopie, ggf. ergänzt durch gezielte Milzpunktion, Druckmessung und Splenoportographie

Liste der Krankheiten und Syndrome

Entzündungen
Sepsis, bakterielle Endokarditis, einschl. E. lenta
Cholangitis
Salmonellosen: insbes. Typhus abdominalis, Paratyphus
Brucellosen: M. Bang, Maltafieber
Mononucleosis infectiosa
Rubeolen
Viruspneumonie
Hepatitis, akute (A und B)
Leptospirosen: Weilscher Ikterus, Feldfieber u. a.
Rikettsiosen: Fleckfieber, Wolhynisches Fieber, Q-Fieber
Spirochätosen: Lues II
Miliartuberkulose
Sarkoidose (M. Boeck)
Milzabszeß
Milzinfarkt (reaktiv entzündlich)
Protozoen-Erkrankungen: Malaria, Kala-Azar, Toxoplasmose
Parasitenerkrankungen: Schistosomiasis (Bilharziose), Filariasis

Kollagenosen und Erkrankungen des rheumatischen Formenkreises
Lupus erythematodes visceralis
Periarteriitis nodosa (Panarteriitis nodosa)
Morbus Felty
Morbus Still-Chauffard
Endocarditis fibroplastica Löffler

Portale Hypertension
Prähepatischer Block: Pfortader- und Milzvenenthrombose, Kompressionen
Intrahepatischer Block
  Leberzirrhose
  Weitere Formen: Lymphogranulomatose, Boecksches Sarkoid, Osteomyelosklerose, primäre portale Hypertension

Posthepatischer Block
  Budd-Chiari-Syndrom (Verschluß der Vv. hepaticae)
  Konstriktive Perikarditis
  Rechtsherzinsuffizienz

Neoplasien des hämatopoetischen und retikuloendothelialen Systems
Medulläre Hämoblastosen
  Chronische myeloische Leukämie einschl. eosinophile Leukose
  Akute Myelosen
  Erythrämie und Erythroleukämie
  Megakaryozytenleukämie (Thrombocythaemia haemorrhagica)
  Polycythaemia vera
  Myelom (Plasmozytom) einschl. Schwerketten- und Leichtketten-
  Krankheit (mikromolekulares Plasmozytom)
  Makroglobulinämie Waldenström
Lymphatische Hämoblastosen
  Chronische Lymphadenose
  Akute Lymphadenose
  Maligne Lymphome
    Lymphosarkom und Retikulosarkom
    Großfollikuläres Lymphoblastom Brill-Symmers
    Lymphogranulom Hodgkin einschl. Paragranulom
Neoplastische Retikulose
Lokalisierte Milztumoren
  Maligne Tumoren
  Benigne Milzzysten

Weitere Erkrankungen insbes. hämatologischer Art
Osteomyelosklerose und -fibrose
Reaktive Retikulose
Hämolytische Anämien s. S. 17

Stoffwechselstörungen
Amyloidose
Hämochromatose
Hypercholesterinämie, xanthomatöse biliäre Zirrhose
Speicherkrankheiten
  M. Gaucher
  M. Niemann-Pick
  M. Hand-Schüller-Christian

Grundprogramm

Anamnese

Gegenwärtige Beschwerden: Dauer und Entwicklung der Beschwerden? Anhaltende Kopfschmerzen? Beweglichkeit des Kopfes? Fieber? Übelkeit, Erbrechen?

Mögliche Begleiterscheinungen: Lichtscheu? Doppeltsehen? Überempfindlichkeit für Berührungen? Bewußtseinsstörungen? Krampfanfälle? Schmerzen sonst im Körper, insbes. in der Herzgegend, im Brustkorb, in den Waden? Hautausschlag?

Ursächliche Faktoren: Vorausgehende katarrhalische Infekte, Mumps? Kontakte mit anderen Kranken? Tierkontakte, insbes. mit Hunden, Ratten, Goldhamstern, Zeckenbisse? Kontakt mit verschmutztem Wasser, z. B. Kanalarbeit, Baden in Teichen und dergl.? Durchgeführte Impfungen gegen Pocken, Poliomyelitis? Frühere Erkrankungen des Mittelohrs, der Nebenhöhlen? Früheres Schädeltrauma, Schädelbasisbruch? Ggf. danach wäßriger Ausfluß aus der Nase? Tuberkulose-Vorgeschichte? Ggf. Ergebnis früherer Röntgenaufnahmen, Tuberkulinteste?

Befund

Hauptsymptome: Abnorme Haltung des Kopfes nach hinten? Ausmaß der Beweglichkeit des Kopfes nach vorn? Kann das Kinn das Sternum berühren, der Mund das Knie erreichen? Lumbosakraler Schmerz bei passiver Streckung des Kniegelenks bei gleichzeitiger Beugung im Hüftgelenk (Kernigsches Zeichen)? Schmerz und Flexion des vorher gestreckten Kniegelenks bei passiver Anteflexion des Kopfes am liegenden Patienten (Brudzinskisches Zeichen)? Aufstützen der Arme nach hinten beim Aufsitzen im Bett (Dreifußstellung)?

Kopfbereich: Lokale Traumazeichen? Entzündungen der Kopf-
schwarte? Umschriebene Druck- und Klopfschmerzhaftigkeiten, insbes. über den Nebenhöhlen, dem Mastoid? Ausfluß aus dem Gehörgang, der Nase? Schwellung der Parotis?

Allgemeinbefund: Bewußtseinszustand? Körpertemperatur messen.
Ikterus? Exantheme? Hautblutungen? Nasenflügelatmen? Pulsfrequenz, Blutdruck?

Zentralnervensystem: Pupillenweite, Lichtreaktion? Prüfung der
Hirnnerven, insbes. der Augenbewegungen. Nystagmus? Orientierende Hörprüfung, z. B. mit einer Armbanduhr vor dem Ohr. Sonstiger neurologischer Status, insbes. Prüfung von Muskeltonus und Re-
flexverhalten. Paresen ausschließen durch Vorhalteversuch von Armen und Beinen. Tremor? Hyperästhesie? Koordinationsstörungen?
Beobachtung der thorakalen und abdominalen Atmung.

Spiegelung des Augenhintergrunds.

Sonstiger interner Befund: Herzgeräusche? Milz tastbar? Lebervergrößerung? Orchitis?

Technische Verfahren

Labor: Blutsenkung, Blutbild, Urinstatus, Blutzucker.

Lumbalpunktion (jedoch bei Verdacht auf raumforderndern Prozeß
erst nach neurologischem Konsil und Ausschluß einer Stauungspapil-
le!): Makroskopische Inspektion des Liquors auf Trübung, Farbe; bei
Blutbeimengung nach Zentrifugieren. Druckmessung, Queckenstedt-
scher Versuch. Mikroskopisch: Zellzahl, Zellart.
Pandy-Probe zur Orientierung; quantitative Bestimmung von
Gesamteiweiß und Glukose (möglichst gleichzeitige Abnahme des
Blutzuckers!).
Bakteriologische Kultur: Liquor unmittelbar in eine Blutkulturflasche
einbringen, bei 37° halten, bis Weiterverarbeitung möglich.
Bakteriologische Kultur auch von anderweitigen eitrigen Prozessen.
Ein Probenröhrchen Liquor zur Beobachtung eines ev. Spinngewebs-
gerinnsel aufbewahren.

Indikationen für gezielte Untersuchungen

Verdacht auf raumfordernden Prozeß	Neurologisches Konsil, s. Kopfschmerzen S. 174
Vorangegangenes Schädeltrauma. Liquor trüb	Röntgenaufnahme des Schädels in 2 Ebenen Bakteriologische Untersuchung, direkte Färbung (möglichst rasch!) Kultur
Liquor klar, Zellzahl > 10/3 pro mm³	Bakteriologische Kultur zum Ausschluß pathogener Keime Eine Probe im Röhrchen in den Brutschrank stellen, Beobachtung, ob sich ein Spinngewebsgerinnsel bildet Ggf. Spinngewebsgerinnsel ausstreichen und nach Ziehl-Neelsen färben
Längerdauerndes Krankheitsbild, Hirnnervenausfälle, sonstiger Verdacht auf Tuberkulose	Ziehl-Neelsen-Färbung des Zentrifugats Kultur auf Tuberkulose Tierversuch im Zweifelsfall
Verdacht auf Miliartuberkulose	Leberbiopsie
Klärung einer epidemiologischen oder wissenschaftlichen Fragestellung bei Verdacht auf Virusinfektion	Viruskultur mit Liquor, Rachenspülwasser und Stuhl (in entspr. Institut) Komplementbindungsreaktion, wiederholt nach 10–14 Tagen,

	auf Virusgruppe bzw. Unter-gruppen, ggf. ergänzt durch Neu-tralisationsteste
Verdacht auf Leptospirose	Agglutinations-Lysis-Tests Komplementbindungsreaktion (mit Titerverlauf)
Verdacht auf Pilzinfektion	Färbung im Liquorzentrifugat
Verdacht auf Toxoplasmose	Sabin-Feldmann-Test Komplementbindungsreaktion mit Verlauf Immunfluoreszenz-Test
Schweres akutes Krankheitsbild, Hautblutungen, Milzschwellung, Herzgeräusche	Blutkulturen
Subakutes bis chronisches Krankheitsbild	Luesreaktionen (Cardiolipin) in Blut und Liquor, im Zweifelsfall Nelson- oder FTA-Test
Verdacht auf Erkrankung der Nebenhöhlen, des Mittel- und Innenohrs, sonst ungeklärte Ätiologie	HNO-Konsil Röntgenaufnahme der Ne-benhöhlen, des Felsenbeins

Liste der Krankheiten und Syndrome

Meningitis (mit reaktiver Vermehrung von Zellen und/oder Eiweiß im Liquor)

Infektiös (Erregernachweis direkt oder indirekt im Prinzip möglich)
Eiterreger
 Hämatogen
  Meningokokken, Pneumokokken, Hämophilus influenzae, Sepsis
  Tuberkulose
  Listeriose
 Lokal fortgeleitet: insbes. vom Mittelohr, Nebenhöhlen, Verletzungen, bei Liquorfistel
Spirochäten
 Lues
 Leptospirosen: insbes. M. Weil, L. pomona, L. canicola
Viren
 Poliomyelitis, Coxsackie, ECHO
 Begleitmeningitiden: Mumps, Windpocken, Röteln, Masern, Herpes, M. Pfeiffer, Psittakose
 Enzephalitiden
Pilze: insbes. generalisierte Kandidiasis, Aspergillose, Kryptokokkose
Amöben, Toxoplasmen, Trichinen, Zystizerken

Nichtinfektiös
Insolation; Verbrennungen
Commotio und Contusio
Enzephalomalazie, Hirnsinusthrombose
Entzündliche Prozesse in der Nachbarschaft
Karzinose
Polyradikulitis
Nach Lumbalpunktion

Meningismus (im engeren Sinne, ohne reaktive Vermehrung von Zellen und Eiweiß im Liquor, von ev. Blutbeimengungen abgesehen)

Blutungen
Mit Blut im Liquor
  Subarachnoidal: insbes. Aneurysmen, Angiome
  Enzephalorrhagie mit Durchbruch in den Liquorraum
  Purpura cerebri
Ohne Blut im Liquor
  Subdurale Hämatome, akut und chronisch
  Epidurales Hämatom
  Blutende Tumoren

Tumoren
Primäre Hirntumoren
Metastatische Tumoren einschl. leukämische Infiltrate

Hirnödem
Enzephalomalazie, Hirnsinusthrombose
Begleitödem entzündlicher Prozesse
Hydrocephalus occlusivus
Allergische Prozesse

Reizsymptome
Infektionskrankheiten, insbes. Pneumonie
Traumatisch
Lumbalpunktion
Bleivergiftung

Vorgetäuschter Meningismus
Von der Halswirbelsäule ausgehende Krankheitsprozesse
Retropharyngealabszeß
Tetanus
Strychninvergiftung

Grundprogramm

Anamnese

Beschreibung der Störung: Dauer, Neuauftreten, jahrelange Dauer, Beginn im Kindesalter? Stuhlfrequenz, -beschaffenheit und -menge? Zeitweise auch Durchfall? Beimengungen von Blut, Schleim?

Mögliche Begleiterscheinungen: Bauchschmerzen: anhaltend, zeitweilig, krampfartig? Schmerzen beim Stuhlgang? Erbrechen, Übelkeit? Fieber? Gewichtsabnahme? Körpergewicht jetzt und vor einem Jahr?

Ursächliche Faktoren: Frühere Bauchoperationen? Diabetes mellitus? Herzleiden? Ernährungsgewohnheiten?
Medikamente: insbes. Laxantien, Opiate, Diuretika? Berufliche oder anderweitige Bleiexposition?

Befund

Allgemein: Ernährungszustand? Exsikkose?

Abdomen: Meteorismus, Aszites, sichtbare Darmperistaltik? Abwehrspannung der Bauchdecken, Druckschmerzhaftigkeiten, Resistenzen? Leber und Milz tastbar? Darmgeräusche? Gefäßgeräusche über der Aorta abdominalis und ihren Ästen? Nierenschlagschmerz? Lymphome tastbar?

Inspektion der Analregion, rektale Palpation

Inspektion des Stuhls

Neurologischer Übersichtsstatus: insbes. achten auf allgemeine Muskelkraft, Lähmung von Bauchmuskeln, periphere Sensibitätsstörungen im Sinne einer Polyneuropathie.

Technische Verfahren

Labor: Blutsenkung, Blutbild, Blutzucker, Urinstatus, Kreatinin, Elektrolyte im Serum

Elektrokardiogramm

Indikationen für gezielte Untersuchungen

Obstipation bei Älteren ohne faßbaren Grund neu aufgetreten	Rektoskopie Röntgen: Magen-Darm-Passage Kolon-Kontrasteinlauf
Blut und/oder Schleim im Stuhl	Rektoskopie Kolon-Kontrasteinlauf
desgl. anhaltend ungeklärt	Fiber-Koloskopie
Lokalbeschwerden in der Anal-region, Tenesmen	Proktoskopie Rektoskopie
Hypokaliämie	Anamnese überprüfen, vor allem bez. Laxantien, Diuretika
desgl. ungeklärt	Ausscheidung von Natrium und Kalium im Urin quantitativ bestimmen

Liste der Krankheiten und Syndrome

Organisch

Obstruktiv
Karzinome im Kolon, Sigma, Rektum
Benigne Tumoren, Kompressionen von außen
Entzündliche Prozesse: Divertikulitis, Darmtuberkulose
Narben, Strikturen, Briden; Koprolithen; Pneumatosis cystoides
Sonstiger mechanischer Ileus

Nichtobstruktiv
Paralytischer Ileus
Megakolon, Dolichokolon

Begleitsymptom und Folge allgemeiner Erkrankungen
Neurologische Leiden
  Zerebral: Insult, Sklerose, M. Parkinson, Meningitis
  Medullär: Querschnittsläsion, Tabes dorsalis, Multiple Sklerose
  Peripher: Polyneuropathien, insbes. diabetische P.
Muskulär: Ausfall der Bauchpresse, Analprolaps
Hormonal: Hypothyreose, Gravidität
Enteral: Sog. Reizkolon, Pankreasfibrose, Ulkus
Zirkulatorisch: Herzinsuffizienz, Aszites
Reflektorisch: insbes. Nierensteinkoliken
Wasser- und Elektrolytstörungen: Hypokaliämie, Exsikkose
Medikamentös: insbes. Opiate, Spasmolytika, Sedativa, Antazida
Intoxikationen
  Exogen: insbes. Blei
  Endogen: Niereninsuffizienz, Porphyrie

Funktionell
Milieuwechsel, Fehlernährung, Bewegungsmangel, Fehlgewöhnung
Abführmittelabusus
Depression

Grundprogramm

Anamnese

Gegenwärtige Beschwerden: Ort und Entwicklungsgeschichte der Schwellungen? Abhängigkeit von der Körperlage? Schwellung des Gesichts am Morgen? Abstreifbarkeit von Ringen zu verschiedenen Zeiten? Gewicht, jetzt, vor Wochen und Monaten? Urinmenge? Zahl der Entleerungen am Tag, in der Nacht?

Mögliche Begleiterscheinungen: Atemnot, in Ruhe, bei Anstrengungen? Herzschmerzen?

Ursächliche Faktoren: Frühere Herzleiden? Bluthochdruck? Nierenerkrankungen? Diabetes? Schwangerschaft? Infektionskrankheiten? Angina in letzter Zeit? Längere Eiterungen? Ernährungsverhältnisse? Appetit? Durchfälle? Erbrechen? Alkoholkonsum, (ggf. auch Fremdanamnese)? Medikamente, insbes. Phenylbutazon und Lakritzpräparate?

Befund

Leitsymptom: Ödeme in der Knöchelregion, prätibial, präsakral, an den Armen, an den Augenlidern, generalisiert? Symmetrische Ausprägung? Konsistenz des Ödems?

Kardiologischer Status: insbes. Zyanose der Lippen und Akren? Dyspnoe? Pulsfrequenz und Rhythmus? Blutdruck, mit Kontrollen. Herzgröße und -form? Herzgeräusche und Extratöne? Halsvenenstauung? Lebergröße, -konsistenz und -pulsationen? Stauungskatarrh über den abhängigen Lungenpartien? Pleuraerguß und Aszites ausschließen.

Symptome chronischer Lebererkrankung: Abnorm bräunliche Hautfarbe? Spidernaevi? Palmarerythem? Meteorismus? Venenzeichnung
am Bauch? Abnormer Behaarungstyp, Bauchglatze?

Venensystem: Asymmetrische Beinödeme? Varikose? Kollateralve-
nen von der Leiste zum Unterbauch hin? Füllungszustand der Beinvenen, insbes. über der Tibiakante, in Horizontallage und beim Erheben? Ulkusnarben und Hautatrophien in der Malleolarregion?

Technischer Befund

Labor: Blutsenkung, Blutbild, Urinstatus, Blutzucker, Kreatinin im
Serum; Gesamteiweiß im Serum, Elektrophorese.

Elektrokardiogramm

Röntgen: Thorax-Aufnahme

Indikationen für gezielte Untersuchungen

Symptomenbild der kardialen Insuffizienz	Abklärung der Ursache, s. S. 127
Pathologischer Urinbefund	Quantitative Bestimmung pro Zeiteinheit: Ausscheidung von Eiweiß, Erythrozyten und Leukozyten
Kreatinin i. S. erhöht	Flüssigkeitsbilanz Einfuhr – Ausfuhr Tägliches Wiegen
Verdacht auf Nierenerkrankung, Kreatinin 1.0–1.4 mg%	Durstversuch, maximale Osmolalität des Urins Urogramm
Schwangerschaft	Gynäkologisches Konsil
Proteinurie, chronische Eiterungen in der Anamnese	Rektumschleimhautbiopsie, Leberbiopsie Histologische Untersuchung auf Amyloid
Verdacht auf Leberzirrhose	Laparoskopie
Abnorme Globuline in der Elektrophorese	Immunelektrophorese
Hypoprotein- bzw. Hypalbuminämie bei unverdächtiger Leber	Überprüfen der Ernährungsanamnese Xylose-Resorptionstest Eisen i. S., vor und nach Gabe eines peroralen Eisenpräparates Serumelektrolyte

Hypoprotein- bzw. Hypalbumin-ämie bei chronischer Diarrhoe	s. S. 79 In Zweifelsfällen fäkale Ausscheidung von i. v. gegebenem ^{51}Cr-Albumin
Hypokaliämie	Überprüfen: Anamnese auf Laxantien, Muskelkraft, Ekg auf Veränderungen von ST-T-U
Myxödem — s. S. 224	
Spontane Thrombosen	Maligne Tumoren im Abflußgebiet ausschließen: am Bein gynäkologische Untersuchung bzw. Prostatapalpation, am Arm Mediastinaltumoren Thrombozytenzahl Thrombelastogramm
Verdacht auf essentielle Ödeme, (ärztlich beobachtete Ödematose bei Normalität aller anderen Befunde)	Gewichtskurve führen lassen: Rasche Schwankungen um mehr als 2 kg/Tag? Probatorische Behandlung mit Spironolacton

Liste der Krankheiten und Syndrome

Generalisiert

Kardial
Rechtsherzinsuffizienz
Globale Herzinsuffizienz
Perikarditis constrictiva

Renal
Akute Glomerulonephritiden
Nephrotische Syndrome
  Nephrotische Verlaufsform der Glomerulonephritis,
  (insbes. minimal-changes-Form)
  Schwangerschaftsnephropathie (EPH-Gestose)
  Amyloidose
  Myelomniere
  Lupus erythematodes
  Diabetische Glomerulosklerose
  Nierenvenenthrombose
  Morbus Waldenström
Überwässerung bei Niereninsuffizienz

Hepatisch
Leberzirrhose
Akute alkoholische „Hepatitis", Hepatitis oedematosa

Hypoproteinämisch
Nephrotische Syndrome, s. o.
Leberzirrhose, s. o.
Hungerödem, einschl. Kwashiorkor
Kachexie durch konsumierende Krankheiten, Malabsorption, Alkoholismus, Psychosen, Anorexia nervosa
Proteinverlierende Enteropathie

Elektrolytstörungen: Hypokaliämie, insbes. bei Laxantienabusus

Hormonal
Schwangerschaft
Myxödem
Cushing-Syndrom
Primärer und sekundärer Hyperaldosteronismus
Mineralokortikoid-Überdosierung
Sheehan-Syndrom

Medikamentös
Phenylbutazon
Salizylsäure
Carbenoxolon, Lakritz-Präparate

Toxisch und allergisch
Schlangenbisse
Quincke-Ödem
Nahrungsmittel- und Kontaktallergene

z. T. ungeklärter Genese
Essentielle und zyklische Ödeme
Adipositas
Perniziöse Anämie

Lokalisiert

Venös
Obstruktion und venöse Insuffizienz
  Akute Thrombose, einschl. Phlegmasia caerulea
  Postthrombotisches Syndrom
Kompressionen: Narben, Tumoren, Umschnürungen, Gravidität
Funktionell: Immobilisation im Sitzen oder Stehen, ,,Reisebein"

Lymphatisch
Angeborene Anomalien
Narbige Fibrosierung nach Entzündung, Operation, Bestrahlung

Tumoren, Lymphome
Filariasis, Ankylostomiasis

Entzündliches Begleitödem

Traumatisch
Akute Schwellung bei Fraktur, Quetschung u. a.
Sudeck-Syndrom

Neurogen: in gelähmten Extremitäten

Toxisch: Insekten, Schlangen; Brennesseln, Toxikodendron

Allergisch: Kontaktallergene

Arteriell-hypoxämisch
Akute und chronische Arterienverschlüsse (seltener)
Postischämisch, nach arterieller Rekonstruktionsoperation

Grundprogramm

Anamnese

Gegenwärtige Beschwerden: Druckgefühl, Schmerzen in der Brust, andauernd oder atemabhängig? Atemnot?

Mögliche Begleiterscheinungen: Fieber? Nachtschweiß? Husten? Auswurf, mit Eiter, Blut?

Ursächliche Faktoren: Trauma? Längere Bettruhe? Operationen? Akutes Ereignis mit Kollaps? Beinschmerzen und -schwellungen? Frühere und gegenwärtige Herzleiden? Bluthochdruck? Baucherkrankungen? Gelenkschmerzen? Rauchen, jetzt und früher? Frühere Lungenkrankheiten? Heilstättenaufenthalt? Lungenerkrankungen in der Umgebung? Leberleiden? Gewichtsabnahme? Ggf. gynäkologische Anamnese.

Befund

Inspektion: Seitengleichheit der Atmung? Einziehungen der Zwischenrippenräume bei Inspiration? Zyanose der Lippen und Akren? Halsvenenschwellung? Ödeme an den Unterschenkeln, am Kreuzbein? Ikterus? Abnorm bräunliche Hautfarbe? Behaarungsanomalien, Spidernaevi, Palmarerythem?

Palpation: lokale Schmerzhaftigkeiten? Thoraxkompressionsschmerz? Lymphome? Stimmfremitus vergleichen.

Perkussion und Auskultation: Grenzen der Dämpfung, Lageverschieblichkeit? Verschiebung der Mediastinaldämpfung? Bronchialatmen, abgeschwächtes Vesikuläratmen? Nebengeräusche?

Kardiologischer Status: insbes. Herzgröße, -frequenz und -rhythmus? Blutdruck? Herztöne und -geräusche? Stauungssymptome im kleinen und großen Kreislauf? Aszites?

Beinvenen: Asymmetrische Schwellungen der Beine? Varikose? Tastbare Venenstränge? Schmerzhaftigkeiten der Wade und Fußsohle? Postthrombotisches Syndrom?

Technische Verfahren

Labor: Blutsenkung, Blutbild, Gesamteiweiß im Serum und Elektrophorese, Urinstatus, Blutzucker, Kreatinin.

Probepunktion des Ergusses: Makroskopische Beurteilung einschl. Geruch. Eiweißgehalt, Sediment.

Röntgen: Thorax-Aufnahme und -durchleuchtung.

Elektrokardiogramm

Indikationen für gezielte Untersuchungen

Klarer Erguß, Exsudat, akutes Krankheitsbild	Röntgenaufnahme und Durchleuchtung nach Abpunktion, Pneumonie abklären oder ausschließen Beinvenenthrombose ausschließen
Klarer Erguß, Exsudat, chronisches Krankheitsbild	Bakteriologische Untersuchung des Punktats auf Tbc, direkt und Kultur, ggf. mit Resistenzbestimmung Tumorzellen im Punktatsediment Tumorsuche, insbes. im Bronchialsystem ggf. Lymphome exstirpieren, Histologie
Klarer Erguß, Exsudat, anhaltend ungeklärt	Intrakutane Tuberkulintestung Tierversuch mit Punktat Kollagenosen ausschließen Pleurabiopsie
Eitriger Erguß, akutes Bild	Bakteriologische Kultur mit Resistenzbestimmung
Eitriger Erguß, protrahiertes Krankheitsbild oder sonstiger Verdacht auf Tbc	Bakteriologische Untersuchung auf Tbc, direkt und Kultur, ggf. Resistenzbestimmung
Eitriger Erguß und eitriges Sputum in größeren Mengen	Instillation von Methylenblau in den Pleuraraum, Sputum sammeln

Blutiger Erguß bei akutem Bild	Beinvenenthrombose ausschließen Phlebographie Lungenszintigraphie
Blutiger Erguß, kein Hinweis auf Lungeninfarkt	Tumorzellen im Punktat Röntgenaufnahme und Durchleuchtung des Thorax nach Abpunktion, ggf. Tomogramm Körperlichen Befund auf Metastasen überprüfen Pleurabiopsie
Verdacht auf Bronchialtumor	Bronchoskopie Mediastinoskopie
Blutiger Erguß anhaltend ungeklärt	Thorakoskopie
Blutiger Erguß bei Pneumothorax, akutes Krankheitsbild	Thorakotomie, Aufsuchen und Versorgen der Blutungsquelle
Klarer Erguß, Transsudat, mit pathologischem Herzbefund	vgl. Herzinsuffizienz, S. 127
Klarer Erguß, Transsudat, Hypoproteinämie, ohne pathologischen Herzbefund	vgl. Ödeme, S. 206
Klarer Erguß, Transsudat, anhaltend ungeklärt	Tumorsuche, insbes. auch gynäkologische Untersuchung
Klarer Erguß, Transsudat, bei Aszites ohne allgemeine Ödeme	Indikatorfarbstoff in den Aszites instillieren, erneute Probepunktion des Pleuraergusses

Liste der Krankheiten und Syndrome

Exsudat

Serös
Infektiös
  Tuberkulose
  Pneumonie, durch Bakterien, Viren, Pilze
Krankheitsprozesse der Nachbarschaft
  Lungeninfarkt
  Postmyokardinfarkt-Syndrom
  Subdiaphragmale Eiterungen
  Parasiten, insbes. Echinokókkus
Allgemeinerkrankungen
  Kollagenosen: Lupus erythematodes, Periarteriitis nodosa
  Akutes rheumatisches Fieber
  Progressiv chronische Polyarthritis
  Morbus Boeck
  Coxsackie-Infektion
Tumoren
  Metastasen, insbes. bei Bronchialkarzinom
  Endotheliom, Sarkom
  Leukämie, Lymphogranulomatose
  Benigne Tumoren
  Meigs-Syndrom, s. a. Transsudat

Eitrig
Para- und postpneumonische Empyeme
Tuberkulose
Durchwanderung von anderweitigen Abszessen her
Traumafolgen

Blutig
Trauma, einschl. Punktionsverletzungen
Tumoren

Lungeninfarkt
Tuberkulose
Spontanhämatopneumothorax
Hämorrhagische Diathese

Chylös
Traumatisch
Tumoren
Kongenitale Anomalien

Transsudat

Herzinsuffizienz, einschl. Perikarditis constrictiva
Hypoproteinämie
  Nephrotisches Syndrom
  Leberzirrhose
  Kachexie bei Hunger und konsumierenden Krankheiten
Tumoröse Stauungen
Meigs-Syndrom, s. a. Exsudat

Grundprogramm

Anamnese

Gegenwärtige Beschwerden: Bewegungsschmerz? Nachtschmerz? Schmerzhaftes Aufstehen? Husten- und Niesschmerz?

Mögliche Begleiterscheinungen: Ausstrahlungen in die Beine, in die Flanke, zur Blase und Leiste hin? Steifheit der Wirbelsäule, Bücken möglich? Allgemeinbefinden beeinträchtigt? Fieber? Gewichtsabnahme?

Ursächliche Faktoren: Trauma, adäquater Art? Störungen der Harnentleerung, abnormes Aussehen des Urins? Durst? Vorkrankheiten der Nieren und Blase? Obstipation, Abführmittelgebrauch? Chronische Diarrhoe? Vorausgegangene Infekte? Tuberkulosevorgeschichte? Lues? Bei Frauen: Menstruation bzw. Menopause? Schwangerschaften? Blutungen? Ausfluß?

Befund

Lokal: Abnorme Haltung? Verformung der Wirbelsäule, insbes. Skoliosen, pathologische Kyphosen und Lordosen, Gibbusbildung? Beweglichkeit der Wirbelsäule in den drei Richtungen prüfen. Ggf. Objektivierung durch Anlegung eines Bandmaßes an Fixpunkten vor und nach maximaler Beugung. Körpergröße messen, Vergleich mit früheren Werten. Quere Bauchfalte im Stehen? Normaler Abstand zwischen Brustkorb und Beckenrand? Druck- oder Klopfempfindlichkeit der Dornfortsätze, der Interspinalräume? Atembeweglichkeit der Rippen frei?
Prüfung des Lasègueschen Zeichens, der Beinreflexe, der groben Kraft, insbes. der Fußheber und der Dorsalflexion der Großzehe. Segmentale Sensibilitätsstörungen? Schmerz in der Sakralregion bei Dorsalbewegung des Oberschenkels am liegenden Patienten?

Allgemein: Blässe, Anämie? Ödeme? Blutdruckmessung. Hinweise auf Tumorleiden, insbes. im Bereich der Mamma, der Bronchien? Lymphome? Nierenklopfschmerz? Tastbarkeit der Nieren, der Blase, der Aorta, sonstige Resistenzen im Bauchraum?
Beinpulse tastbar? Auskultation über der Aorta und den Beckenarterien. Rektale Palpation.
Weiterer neurologischer Übersichtsstatus.

Technische Verfahren

Labor: Blutsenkung, Blutbild, Urinstatus. Kreatinin im Serum.

Indikationen für gezielte Untersuchungen

Urinsediment pathologisch	Quantitative Zählung von Leukozyten und Erythrozyten im Urin pro Zeiteinheit Mittelstrahlurin, bakteriologische Kultur Im Zweifelsfall Blasenpunktion
Verdacht auf Urogenitaltuberkulose	Urinkultur auf Tuberkelbazillen Tierversuch
Verdacht auf Nierenleiden	Urographie, ggf. Tomographie
Verdacht auf obstruktive Uropathie, Tumorbildung	Urologisches Konsil
Bei Frauen	Gynäkologische Untersuchung
Trauma; Verdacht auf umschriebene und diffuse Veränderungen	Röntgenaufnahme der Wirbelsäule und des Beckens, ggf. auch

der Wirbelsäule, anhaltend ungeklärte Beschwerden	Tomographie
Verdacht auf Metastasen, Röntgenbild unsicher	Knochenszintigraphie
Verdacht auf Knochenerkrankung − s. S. 163	
Reflexausfälle, hyperästhetische Zonen, Störung der Motorik, Sensibilität, Koordination und der Blasen-Mastdarm-Funktion	Neurologisches Konsil zur Indikationsstellung weiterer Diagnostik, insbes. Liquoruntersuchung, Myelographie
Nackensteifigkeit − s. S. 197	
Anhaltendes Fieber	Blutkulturen − s. S. 103
Lokale Schwellung in der Nierenregion mit Hyperthermie	Probepunktion
Blut im Stuhl	Rektoskopie − s. S. 55
Verdacht auf Aneurysma der Aorta	Retrograde Angiographie von der A. femoralis aus

Liste der Krankheiten und Syndrome

Von der Wirbelsäule ausgehend

Traumatische Schäden: Frakturen, Prellungen, Zerrungen

Entzündliche Prozesse
Bakterielle Spondylitis einschl. M. Bang, Salmonellosen
Tuberkulöse Spondylitis
Luische Spondylitis
Osteoarthritis ankylopoetica Bechterew
Osteitis condensans

Degenerative Prozesse, Stoffwechselstörungen, aseptische Nekrosen,
Anomalien
Bandscheibensyndrom
Osteoarthrose und -chondrose
M. Paget
M. Scheuermann
Anomalien und Fehlbelastungen einschl. Skoliosen, Fettsucht
Spondylolisthese
Osteomalazie und Rachitis, renale Osteopathie
Primärer Hyperparathyreoidismus
Osteoporose, insbes. bei Einbrüchen

Tumoren
Wirbelmetastasen
Primäre Tumoren einschl. Wirbelhämangiom
Myelom
Knochenzysten

Vom Rückenmark und Nervensystem ausgehend
Meningitiden − s. S. 197
Epiduraler Abszeß
Blutungen, subarachnoidal und spinal, insbes. bei hämorrhagischer
Diathese

Tumoren, intra- und extramedullär, einschl. der Cauda equina und des kleinen Beckens
Poliomyelitis; postherpetische Neuralgien; Tabes dorsalis, Syringomyelie
Coccygodynie; Proctalgia fugax
Myelographiekomplikationen

Von retro- und intraperitonealen Organen ausgehend

Harnsystem
Pyelonephritiden ,einschl. Abszeßbildungen
Hydro- und Pyonephrosen bei obstruktiver Uropathie
Urolithiasis
Niereninfarkt
Nierentuberkulose
Nierentumoren

Verdauungssystem
Rektumkarzinom
Douglasabszeß
Retrozökale Appendizitis
Siehe auch akuter und chronischer Abdominalschmerz, S. 1 und S. 9

Sonstiger Retroperitonealraum
Aneurysmen einschl. Aneurysma dissecans

Gynäkologische Erkrankungen s. Fachliteratur

Rückenschmerzen als Ausdruck von Allgemeininfektionen, insbes.:
Grippe und andere Virusinfekte
Brucellosen
Trichinose
Tetanus

Funktionelle Störungen
Muskelkater, Ermüdung
Depression, Neurosen
Dyspareunie

Grundprogramm

Anamnese

Allgemeine Beschwerden: Körpergewichtsveränderung, wieviel, in welcher Zeit? Appetit? Neigung zu Obstipation oder Durchfall? Durst? Verträglichkeit von Wärme und Kälte, der Jahreszeiten? Schwitzen? Hände und Füße eher warm oder kalt? Fieber? Haarausfall? Fingerzittern? Muskelschwäche? Herzklopfen? Herzschmerzen? Neigung zu Erregung, Unruhe, Angst, Schlaflosigkeit? Allgemeine Verlangsamung? Müdigkeit? Veränderungen der Haut, trockener, schuppiger? Anschwellung von Gesicht, Händen, Füßen oder Unterschenkeln? Bei Kindern Ablauf der körperlichen und geistigen Entwicklung?

Augenbeschwerden: Veränderungen der Augen, mehr hervorgetreten? Augentränen, Brennen, Jucken, Druckgefühl hinter den Augen? Schwellung der Augenlider, besonders morgens? Lichtempfindlichkeit? Unscharf oder doppelt sehen? Stirnkopfschmerzen?

Lokale Beschwerden am Hals: Schilddrüsenvergrößerung, seit wann? Wachstumsverhalten insgesamt (Kragenweite) oder einzelner Teile? Bestanden oder bestehen Schmerzen in der Schilddrüse, Ausstrahlung? Ging ein Infekt voraus? Druckgefühl? Kloßgefühl? Schluckbeschwerden? Atemnot? Heiserkeit? Veränderungen der Stimme?

Vorausgegangene Untersuchungen und Behandlungen: Wurde früher schon einmal eine Schilddrüsenkrankheit festgestellt: welche, mit welchen Verfahren: Grundumsatz, Blutuntersuchung, Radiojodtest, Schilddrüsenszintigramm (wann, durch wen?)? Wurde eine Therapie durchgeführt: Operation, Tablettenbehandlung (welche, wie lange,

---

* Von Prof. Dr. H. Bethge, Konsiliararzt für Endokrinologie der Städtischen Kliniken Darmstadt

bis wann?)? Radiojod, Röntgenstrahlen (wann, durch wen?)? Behandlung und Untersuchung mit jodhaltigen Medikamenten (Augentropfen!?), insbesondere Darstellung von Gallenblase, Nieren und Gefäßen? Welche Medikamente werden zur Zeit eingenommen? Besonders fragen nach strumigenen Substanzen wie Lithium, Pyrazolderivaten und fluorhaltigen Präparaten (ggf. in der Roten Liste nachsehen!), Östrogenen, Kontrazeptiva, Testosteron, Salizylaten, Diphenylhydantoin, Dicumarol.

Ursächliche Faktoren: Vorkommen von Schilddrüsenkrankheiten in der Familie? Geburts- und Wohnort? Auftreten des Kropfes während der Schwangerschaft? Ggf. weitere gynäkologische Anamnese!

Befund

Allgemein: Größe? Gewicht? Temperatur? Bewußtseinslage? Psychomotorische Erregung oder allgemeine Verlangsamung? Fingertremor, fein- oder grobschlägig? Abmagerung? Allgemeiner körperlicher Zustand? Dyspnoe? Tachypnoe? Hepatomegalie?

Hals: Halsumfang? Vergrößerung der Schilddrüse, einseitig, beidseitig? Ungefähre Vergleichsschätzgröße! Diffus, ein- oder mehrknotig? Verschieblichkeit beim Schlucken? Abgrenzbarkeit zur Thoraxapertur hin? Konsistenz der Schilddrüse, allgemein, einzelner Bezirke (prall, hart, elastisch, derb)? Lokale Schmerzhaftigkeit? Rötung der Haut? Lokale Blutungen? Vermehrte Venenzeichnung am Hals? Schwellungen der Halsgegend? Lymphome? Fühlbare Pulsation oder Schwirren der Struma? Geräusche auskultierbar über Schilddrüsenlappen, Herzbasis, supraaortalen Arterienstämmen? Stridor? Heiserkeit? Fehlende Schilddrüse? Operationsnarben? „Nackte Trachea"? Inspektion des Pharynx auf eventuelle Zungengrundstruma!

Haut: Warme oder kühle Haut, insbes. an den Extremitäten? Feuchtigkeit? Hyperhidrosis? Blaßgelbliche, teigig verdickte Haut? Ödeme, insbes. prätibial? Pigmentanomalien? Haarausfall? Nagelbrüchigkeit? Zunge verdickt?

Kardiologischer Status: Pulsfrequenz? Rhythmus: Extrasystolen, absolute Arrhythmie? Blutdruckamplitude? Herzgröße und -form? Herzgeräusche? Zeichen einer kardialen Stauung?

Augen: Exophthalmus, doppelseitig, einseitig? Glanzauge, weite Lidspalte, Gräfe'sches Zeichen? Augenmuskelparesen? Konvergenzschwäche, seltener Lidschlag? Konjunktivale Injektion? Ödeme? Chemosis? Horner-Syndrom? Hornhautveränderungen?

Neurologischer Status: Muskelkraft? Aufrichten aus dem Sitzen, aus der Hocke möglich? Muskelatrophien? Reflexstatus, Lebhaftigkeit oder Verlangsamung des Achillessehnenreflexes? Veränderungen der Stimme, der Sprache? Chvostek'sches Zeichen? Stimmungslage, Intelligenzminderung?

Technische Verfahren

Labor: BSG, Blutbild, Gesamteiweiß und Elektrophorese, Cholesterin.

Röntgen: Thorax-Aufnahme. Bei Struma: Darstellung der Trachea, Oesophagus-Breischluck zum Ausschluß einer Verdrängung oder Einengung. Keine jodhaltigen Kontrastmittel vor Abschluß der Schilddrüsendiagnostik!

Indikationen für gezielte Untersuchungen

1. Typische Hyperthyreose-Anamnese und/oder charakteristische klinische Hyperthyreose-Symptomatik

Ziel: Bestätigung der klinischen Diagnose: Hyperthyreose
1. Schritt
a. Proteingebundenes Jod (PBI) (Jodkontamination? Jodbasedow?)
b. Gesamtthyroxin (T4)
c. Thyroxinbindungsindex = T_3-in-vitro-Test (RT_3U)
Berechnung des Index des freien Thyroxin (T_4-RT_3U) durch Division von $T_4 : RT_3U$.
Anstelle der Bestimmung von T_4 und RT_3U und der Berechnung von T_4-RT_3U kann auch die Effective thyroxine ratio (ETR) bestimmt werden.
d. Bei vorhandener Struma Schilddrüsen-Szintigramm mit 99^m-Technetium-Pertechnetat. Ein Radiojod-Zweiphasenstudium ist nur dann indiziert, wenn eine Radiojod-Behandlung der Hyperthyreose vorgesehen ist oder bei Verdacht auf kompensiertes, autonomes Adenom. (s. u.)

Bei normalen oder widersprüchlichen Ergebnissen für PBI, T_4, RT_3U und T_4-RT_3U (bzw. ETR)

2. Schritt
Gesamt-Trijodthyronin (T_3-RIA)-Bestimmung
Bei Hyperthyreose immer

erhöht, isolierte T_3-Erhöhung in ca. 10% aller Hyperthyreosen = T_3-Hyperthyreose

Die Bestimmung des absolut freien Thyroxin (aFT_4), d. h. der nicht an Transportproteine gebundene Anteil von Thyroxin ist diagnostisch entbehrlich.

Differentialdiagnose der Hyperthyreose
Falls klinisch Verdacht auf autonomes Adenom der Schilddrüse (knotig tastbares Areal in der Schilddrüse, fehlende Augensymptome)

1. Schritt
Überprüfung des Technetium-Szintigramms
a. Isoliert speicherndes Gebiet im Bereich des (oft) tastbaren Knotens der Schilddrüse: Verdacht auf dekompensiertes autonomes Adenom.
b. Deutliche Speicherung im Bereich des Knotens bei Darstellung *auch* des paranodulären Gewebes (Speicherung von mindestens 20% der des Knotens): Verdacht auf kompensiertes autonomes Adenom.

a. Verdacht auf dekompensiertes autonomes Adenom

2. Schritt
Gleich im Anschluß an das Basis-Technetium-Szintigramm Darstellung auch des paranodulären Gewebes durch ein Empfindlichkeit-moduliertes (übersteuertes) Szintigramm (Ausschluß einer kugeligen Schilddrüse oder einer einseitigen Schilddrüsenaplasie).

Bei pathologischen Werten für PBI, T_4, RT_3U, T_4-RT_3U (bzw. ETR) und/oder T_3-RIA

Keine weitere Diagnostik. Insbesondere sind der TSH-Test und der T_3-Suppressionstest unter diesen Umständen kontraindiziert (Gefahr der Verschlechterung des klinischen Zustandes!)

Bei normalen Werten für die in-vitro-Hormonbestimmungen	TRH-Test mit Bestimmung von TSH vor und 30 Minuten nach Injektion von 200 mcg TRH: Kein Anstieg von TSH: Wahrscheinlich phasenhafte Erhöhung der Schilddrüsenhormone im Blut mit persistierender Suppression
b. Verdacht auf kompensiertes autonomes Adenom	Komplettes Radiojod-Zweiphasenstudium mit Szintigramm vor (1. Test) und erneut 5 Wochen nach dem 1. Test nach Suppression mit T_3 (4 × 20 mcg Trijodthyronin, beginnend 4 Wochen nach Ende des 1. Tests, über 7 Tage und an den 3 Tagen des 2. Tests)
2. Uncharakteristische Anamnese und/oder mehrdeutige klinische Symptomatik im Sinne einer Hyperthyreose	Ziel: Ausschluß oder Bestätigung der klinischen Verdachtsdiagnose: Hyperthyreose 1. Schritt a. Proteingebundenes Jod (PBI) b. Gesamtthyroxin (T_4) c. Thyroxinbindungsindex (RT_3U), Berechnung des Index des freien Thyroxin (T_4-RT_3U) oder Messung des ETR d. Bei vorhandener Struma: Technetium-Szintigramm
Nur wenn rasche und zuverlässige Diagnosestellung erforderlich erscheint	e. T_3-RIA in obiges Programm einschließen

Sonst, falls PBI, T_4, RT_3U, T_4-RT_EU oder ETR normal	2. Schritt T_3-RIA
Falls Hormonwerte einschließlich T_3-RIA normal, im oberen Grenzbereich oder widersprüchlich	3. Schritt TRH-Test mit Bestimmung von TSH: Bei normalem TSH-Anstieg: Hyperthyreose ausgeschlossen Bei fehlendem TSH-Anstieg: Subklinische bzw. intermittierende Hyperthyreose
Differentialdiagnose einer festgestellten Hyperthyreose	4. Schritt Bei Verdacht auf autonomes Adenom: Vorgehen s. o.
3. Typische Hypothyreose-Anamnese und/oder charakteristische klinische Hypothyreose-Symptomatik	Ziel: Bestätigung der klinischen Diagnose: Hypothyreose. 1. Schritt a. Proteingebundenes Jod (PBI) b. Gesamtthyroxin (T_4) c. Thyroxinbindungsindex (RT_3U) und Berechnung des Index des freien Thyroxin (T_4-RT_3U) oder Bestimmung des ETR d. Technetium-Szintigramm (bei Kindern speziell auf Zungengrundstruma achten).
Falls Hormonwerte normal, im unteren Grenzbereich oder widersprüchlich	2. Schritt TRH-Test mit Bestimmung von TSH: Erhöhter Basalwert mit (meist überschießendem) Anstieg von TSH: Primäre Hypothyreose gesichert

Normaler Basalwert mit normalem Anstieg: Primäre Hypothyreose ausgeschlossen (sekundäre Hypothyreose nicht ausgeschlossen!)

Bei Verdacht auf hypothalamische oder hypophysäre Störung mit sekundärer Hypothyreose (z. B. intrasellärer oder suprasellärer Prozeß, Schädeltrauma)

3. Schritt
a. Sella-Röntgenaufnahme, neurologische und ophthalmologische Untersuchung
b. Radiojod-Zweiphasenstudium mit Szintigramm, basal und nach Stimulation mit TSH (3 Tage 10 I. E. i. m.)
c. Eingehende endokrinologische Untersuchung, auch hinsichtlich Wachstumshormon sowie Nebennieren- und Keimdrüsenfunktion

Bei bestätigter Diagnose: Hypothyreose ist die Durchführung folgender Untersuchungen vor Einleitung der Therapie für die Verlaufskontrolle sinnvoll

4. Schritt
a. Schilddrüsen-Antikörper gegen Thyreoglobulin und Schilddrüsenmikrosomen
b. Cholesterin im Serum
c. Grundumsatz und Achillessehnen-Reflexzeit
d. Bei Kindern: Knochenalter und weitere körperliche und geistige Entwicklungsparameter

Bei Verdacht auf konnatale Hypothyreose, wissenschaftliche Indikation

5. Schritt
a. Radiojod-Zweiphasenstudium zur Erfassung einer Jod-Fehlverwertung
b. Evtl. Depletions-Test mit Ka-

	liumperchlorat (nur sinnvoll bei starker Jodavidität) (Beide Tests ohne therapeutische Konsequenzen!)
4. Uncharakteristische Anamnese und/oder mehrdeutige klinische Symptomatik im Sinne einer Hypothyreose	Ziel: Ausschluß oder Bestätigung der klinischen Verdachtsdiagnose: Hypothyreose 1. Schritt a. Proteingebundenes Jod (PBI) b. Gesamtthyroxin (T_4) c. Thyroxinbindungsindex (RT_3U) und Berechnung des Index des freien Thyroxin (T_4-RT_3U) oder Bestimmung des ETR
Falls Hormonwerte normal, jedoch Verdacht auf subklinische Hypothyreose weiter besteht	2. Schritt a. Technetium-Szintigramm b. TRH-Test
5. Klinischer Verdacht auf Thyreoiditis	Proteingebundenes Jod (PBI) Gesamtthyroxin (T_4) Thyroxinbindungsindex (RT_3U) und Berechnung des freien Thyroxin (T_4-RT_3U) oder Bestimmung des ETR (Eine evtl. vorübergehende Erhöhung oder Erniedrigung der Hormonwerte hat keine therapeutischen Konsequenzen!) Technetium-Szintigramm Schilddrüsen-Antikörper Feinnadel-Biopsie
Verlaufsdiagnostik	Im Verlauf regelmäßige Kontrolle des Lokalbefundes, der Schild-

drüsen-Antikörper und der Hormonwerte, ev. auch der Zytologie, um die Entwicklung einer Autoimmun-Thyreoiditis (Hashimoto) oder die Entwicklung einer Hypothyreose nach Thyreoiditis rechtzeitig zu erkennen. Hierbei gegebenenfalls öfter TRH-Test zur Entdeckung einer subklinischen Hypothyreose (s. o.)

6. Nach Anamnese und klinischem Befund euthyreote Struma ohne Malignomverdacht	1. Schritt a. Proteingebundenes Jod (PBI) b. Gesamtthyroxin (T_4) c. Thyroxinbindungsindex (RT_3U) und Berechnung des Index des freien Thyroxin (T_4-RT_3U) oder Bestimmung des ETR
Jugendliches Alter, diffuse, weiche oder pralle Struma ohne Verdacht auf regressive (zystische), maligne oder entzündliche Veränderung	Keine weitere Diagnostik indiziert
Größere, evtl. substernal reichende Struma ohne oder mit Knotenbildung, Verdacht auf entzündliche oder zystische Bezirke	2. Schritt a. Technetium-Szintigramm b. Röntgen: Aufnahmen des Thorax, der Trachea und des Oesophagus in 2 Ebenen c. Feinnadelbiopsie
Falls Radiojod-Therapie vorgesehen ist	Radiojod-Zweiphasenstudium

Bei Verdacht auf chronische Thyreoiditis (Hashimoto)	Schilddrüsen-Antikörper nachweisen
7. Nach Anamnese und klinischem Befund Struma mit Malignom-Verdacht	1. Schritt a. Proteingebundenes Jod (PBI) b. Gesamtthyroxin (T_4) c. Thyroxin-Bindungsindex (RT_3U) und Berechnung des Index des freien Thyroxin (T_4-RT_3U) oder Bestimmung des ETR Technetium-Szintigramm Röntgen: Aufnahmen von Thorax, Schädel, Becken, Wirbelsäule, Trachea in 2 Ebenen, Oesophagus-Breischluck Feinnadel-Biopsie bzw. Zylinder-Biopsie Bei Heiserkeit Stimmband-Funktionsprüfung
Bei Metastasen-Verdacht	2. Schritt Labor: alkalische Phosphatase, Kalzium, Gamma-GT, LDH Schilddrüsen- und Knochen-Szintigraphie nach Radiojod
8. Nach Anamnese und klinischem Befund euthyreote, endokrine Ophthalmopathie	1. Schritt Augenärztliche Untersuchung: Ausschluß eines retrobulbären, malignen Prozesses, Bestimmung der Hertel-Werte, Augenmuskelfunktion Röntgen: Aufnahme der Sella
Retrobulbärer maligner Prozeß auszuschließen	2. Schritt a. Proteingebundenes Jod (PBI)

	b. Gesamtthyroxin (T_4)
	c. Thyroxinbindungsindex (RT_3U) und Berechnung des Index des freien Thyroxin (T_4-RT_3U) oder Bestimmung des ETR
	d. Gesamt-Trijodthyronin (T_3-RIA) (in 75% erhöht)
	e. Radiojod-Zweiphasenstudium mit Bestimmung des radioaktiven Hormonjods nach 48 Stunden
Wissenschaftliche Fragestellung	3. Schritt a. TRH-Test (in 75% negativ) b. T_3-Suppressionstest (in 75% negativ) c. Bestimmung von EPF und LATS Diese Untersuchungen haben keine therapeutischen Konsequenzen
Verlaufsdiagnostik	Wichtig ist die regelmäßige Verlaufsdiagnostik, besonders hinsichtlich des lokalen Augenbefundes und der Schilddrüsenfunktion

Liste der Krankheiten und Syndrome*

Hypothyreosen

Angeborene Hypothyreose (sporadischer und endemischer Kretinismus)
Schilddrüsenaplasie (Athyreose, kongenitales Myxödem)
Schilddrüsendysplasie
  Ektopisch (z. B. Zungengrundschilddrüse)
  An normaler Stelle des Halses
Struma mit Jodfehlverwertung
Bei endemischer Struma

Postnatal erworbene Hypothyreose (höchster Schweregrad: Myxödem)
Primär
  Idiopathisch
  Entzündlich
  Neoplastisch
  Postoperativ
  Nach Strahlenbehandlung (extern oder Radiojod)
  Medikamentös
    Jod in hohen Dosen
    Strumigene Medikamente
  Bei extremem Jodmangel
  Bei starken Hormonverlusten (renal, intestinal)
Sekundär (TSH-Mangel bei totaler oder partieller Hypophysenvorderlappeninsuffizienz)

---

* Nach dem Vorschlag der Sektion Schilddrüse der Deutschen Gesellschaft für Endokrinologie, Dt. Med. Wschr. 98, 2249 (1973)

Hyperthyreosen

Hyperthyreosen mit und ohne endokrine Ophthalmo- und Dermopathie
Hyperthyreose ohne Struma
Hyperthyreose mit Struma diffusa
Hyperthyreose mit Struma nodosa

Hyperthyreose ohne endokrine Ophthalmo- und Dermopathie
Autonomes Adenom mit Hyperthyreose, solitär und multilokulär
Hyperthyreose durch Adenokarzinom der Schilddrüse (Primärtumor oder Metastasen
Hyperthyreose bei Thyreoiditis

Hyperthyreose durch TSH oder TSH-ähnliche Aktivitäten
Hypophysenvorderlappen-Adenom
Paraneoplastisches Syndrom
Hyperthyreosis factitia

Blande Strumen

Im Halsbereich (ggf. substernal)
Diffus
Einknotig
  Zyste, Blutung, hormonell inaktives Gewebe: szintigraphisch kalt
  Adenom: szintigraphisch warm
  Autonomes Adenom ohne Hyperthyreose: szintigraphisch heiß
Mehrknotig
  Zysten, Blutungen, hormonell inaktives Gewebe: szintigraphisch kalt
  Adenome, hormonell aktives Gewebe: szintigraphisch warm
  Autonome Adenome ohne Hyperthyreose: szintigraphisch heiß

Dystopisch
Mediastinale oder pulmonale Struma (ggf. Teratom)
Struma ovarii
Zungengrundstruma

Schilddrüsenentzündungen und seltene Schilddrüsenerkrankungen

Akute Thyreoiditis (diffus oder fokal)
Eitrig
Nicht eitrig (bakteriell, viral, strahlenbedingt, traumatisch)

Subakute Thyreoiditis (diffus oder fokal), davon Untergruppe de Quervainsche Th.
Infektiös
Parainfektiös

Chronische Thyreoiditis
Lymphozytär (Autoimmunthyreoiditis)
  Ohne Struma
  Mit Struma (Struma Hashimoto)
Fibrös
Perithyreoidal (Riedel-Struma)
Spezifisch (Tuberkulose, Lues)

Seltene Schilddrüsenkrankheiten (Lymphogranulomatose, Sarkoidose, Parasitenbefall, Mykosen)

Schilddrüsenmalignome

Karzinome
Karzinome der Thyreozyten
  Differenziert: follikulär, papillär
  Undifferenziert: kleinzellig, spindelzellig, polymorphzellig
Karzinome der C-Zellen: medullär
Plattenepithelkarzinom

Sarkome: Fibrosarkom, andere Sarkome

Verschiedenartige Malignome
Karzinosarkom
Malignes Hämangioendotheliom

Malignes Lymphom
Malignes Teratom

Nicht klassifizierbare maligne Tumoren

Tumorähnliche Veränderungen

Metastasen extrathyreoidaler Tumoren

Endokrine Ophthalmopathie, Schweregradeinteilung

I. Oberlidretraktion (Dalrymplesches Phänomen), Konvergenzschwäche

II. Mit Bindegewebsbeteiligung (Lidschwellungen, Chemosis, Tränenträufeln, Photophobie)

III. Mit Protrusio bulbi sive bulborum (pathologische Hertel-Werte, mit und ohne Lidschwellungen)

IV. Mit Augenmuskelparesen (Unscharf- oder Doppeltsehen)

V. Mit Hornhautaffektionen (meistens Lagophthalmus mit Trübungen, Ulzerationen)

VI. Mit Sehausfällen bis Sehverlust (Beteiligung des Nervus opticus)

Grundprogramm

Anamnese

Nähere Beschreibung des Symptoms: Schwindel in Form von Karussell- oder Liftgefühl? Schwindel nach Art einer Benommenheit, Gefühl einer nahenden Ohnmacht, Schwarzwerden vor den Augen? Unsicherheit beim Gehen, Stehen und Sitzen, Taumeln? Schwindel in bestimmten Lagen und Kopfstellungen, beim Kopfdrehen, beim Blick nach oben, beim Bücken? Auslösen durch schnelle Lageänderungen? Schwindel anhaltend oder anfallsweise? Im Dunklen?

Mögliche Begleiterscheinungen: Fallneigung, Drehtendenz und Gangabweichung nach einer bestimmten Seite? Störungen des Hörens? Ohrensausen? Schweißausbruch, Übelkeit, Erbrechen? Störungen des Sehens: Doppelbilder, verzerrtes Sehen von Gegenständen, Gesichtsfeldausfälle? Fieber? Kopfschmerzen?

Ursächliche Faktoren: Vorbestehende Ohrenerkrankungen? Schädelverletzung? Anfallsleiden? Andere Nervenerkrankungen? Herz- und Gefäßkrankheiten? Bluthochdruck? Blutarmut? Blutungsneigung, Antikoagulantienbehandlung? Diabetes mellitus? Alkoholkonsum? Medikamente, insbes. Streptomycin, Gentamycin, Schlafmittel, bromhaltige Präparate, Salizylate?

Befund

Allgemein: Fähigkeit zu Stehen, zu Sitzen? Anämie? Zyanose?

Kopf: Blutungen? Meningismus? Druck- oder Klopfschmerz?

Auge: Nystagmus? Augenmuskelparesen? Pupillenweite und -reaktion? Sensibilität der Kornea?

Ohr: Ausfluß aus dem Gehörgang, andere Lokalveränderungen? Schmerzhaftigkeit des Processus mastoideus? Orientierende Hörprüfung, getrennt für jedes Ohr.

Neurologischer Status, insbes. Hirnnerven, Motorik, Reflexstatus, Sensibilität und Koordination. Falls praktikabel Zielgang und Blindgang, Rombergversuch, Tretversuch, Barany-Zeigeversuch.

Kardiologischer Status: Blutdruck, Pulsfrequenz und -rhythmus? Herzgröße und -form? Herzgeräusche, Extratöne? Stauungszeichen, Dyspnoe?

Angiologischer Status: Pulstastung an allen typischen Stellen, insbes. an den Armen, am Hals und an den Schläfen. Vergleichende Blutdruckmessung an beiden Armen. Auskultation über den großen Arterienstämmen, insbes. über den Schlüsselbeinen, am Hals, über dem Bulbus.

Technischer Befund

Labor: Blutsenkung, Blutbild, Urinstatus, Blutzucker, Kreatinin

Röntgen: Thoraxaufnahme

Elektrokardiogramm

Indikationen für gezielte Untersuchungen

Jeder anhaltende und ungeklärte Schwindel, bei Hörstörungen und Vorerkrankungen des Ohres	HNO-Konsil zur fachärztlichen Untersuchung, insbes. Prüfung des Hörvermögens und der kalorischen Erregbarkeit des Labyrinths
Nackensteifigkeit — s. S. 197	
Verdacht auf Trauma	Röntgenaufnahme des Schädels, des Felsenbeins
Pathologische Befunde im neurologischen Status, Verdacht auf raumfordernde Prozesse und Anfallsleiden, anhaltend ungeklärte Beschwerden	Neurologisches Konsil und ggf. Übernahme zur weiteren Diagnostik
Störungen des Sehens, anhaltend ungeklärte Beschwerden	Ophthalmologisches Konsil
Verdacht auf stenosierende und obliterierende Gefäßerkrankung, Steal-Syndrom, bei möglicher rekonstruktiver Therapie	Retrograde Vertebralisangiographie von der A. brachialis her; falls dadurch nicht ausreichend geklärt Aortenbogenkatheter
Chronischer Gebrauch von bromhaltigen Medikamenten	Bestimmung der Bromausscheidung im Urin

Liste der Krankheiten und Syndrome

Erkrankungen des Labyrinths und des N. vestibularis
Bakterielle Entzündungen des Labyrinths, fortgeleitet vom Mittelohr, von sonstigen Meningitiden, selten hämatogen
Herpes zoster oticus
Traumatische Schäden
Vaskuläre Insuffizienz im Vertebralis-Basilaris-Bereich
Blutungen bei hämorrhagischer Diathese, insbes. bei Antikoagulantien
Tumoren einschl. leukämische Meningeose
Ototoxische Schäden, insbes. nach Streptomycin, Aminoglykosid-Antibiotika (Gentamycin)
Morbus Menière
Vestibularis-Neuronitis

Kardio-vaskuläre Störungen, ggf. auch kombiniert aus organischen Gefäßveränderungen und funktionellen Komponenten einschl. Anämie, Hypoxämie und Hypoglykämie
Hypotone Regulationsstörungen, Kollaps/Schock — s. S. 168
Herzrhythmusstörungen bradykarder und tachykarder Art, — s. S. 245 und 66
Rechtsherzinsuffizienz
Vaskuläre Insuffizienzen
  Intermittierende Ischämien im Vertebralis-Basilaris-Bereich
  Enzephalomalazische Herde
Intra- und extrazerebrale Blutungen

Erkrankungen des Zentralnervensystems
Raumfordernde Prozesse einschl. intermittierendem Aquaeduktverschluß und Hirndruckerscheinungen
Trauma: Commotio, Contusio
Entzündliche Erkrankungen: Meningitiden, Enzephalitiden, Abszesse

Multiple Sklerose
Syringobulbie
Anfallsleiden: Petits-maux, Aura bei Temporallappenanfällen

Okuläre Störungen
Augenmuskellähmungen einschl. latentes Schielen
Gesichtsfeldausfälle
Nystagmus

Allgemeine Ursachen
See- und Reisekrankheit
Erwartungsschwindel beim Herabblicken aus der Höhe, im Gebirge
u. a.
Intoxikationen, insbes. Alkohol, Salizylat, Bromismus

Grundprogramm

Anamnese

Beschreibung des Symptoms: Subjektiv empfunden? Herzklopfen, Herzstolpern? Plötzliches Einsetzen und Aufhören?

Mögliche Begleiterscheinungen: Herzschmerzen, in Ruhe, bei Belastung? Atemnot, in Ruhe, bei Anstrengungen? Flaches Liegen im Bett möglich, ggf. wieviel Kopfkissen nötig? Anschwellung der Füße? Wasserlassen in der Nacht? Harndrang nach Anfällen?

Ursächliche Faktoren: Vorbestehende Herz- und Kreislauferkrankungen? Infektionskrankheiten, Fieber? Blutverluste? Thrombosen und Venenerkrankungen? Längere Bettlägerigkeit? Schmerzen bei der Atmung?
Anlässe von Anfällen und Beschwerden? Erregungen, Angstsituationen? Allgemeine körperliche Leistungsfähigkeit? Organkrankheiten? Gewichtsabnahme?
Medikamente, insbes. Digitalis, Diuretika, diuretikahaltige Antihypertonika, Laxantien? Drogen?

Befund

Allgemein: Dyspnoe? Zyanose? Anämie? Fieber? Hautwärme an den Akren? Klares Bewußtsein?

Kardiologischer Status: Pulsfrequenz und -rhythmus, Blutdruck. Frequenzschwankungen bei tiefem Einatmen, kurzer körperlicher Belastung, Karotisdruck? Herzgröße und -form? Herztöne und -geräusche? Extratöne, insbes. Galopprhythmus? Wechselnde Lautstärke des 1. Herztons? Stauungssymptome im großen und kleinen Kreislauf, insbes. Stauungskatarrh über den Lungenunterfeldern, Leberschwellung, Ödeme? Halsvenenstauung, mit sichtbaren Pulsationen, im gleichen Rhythmus wie die Kammeraktionen oder davon unabhängig?

Sonstige wichtige Befunde: Größe und Konsistenz der Schilddrüse? Strömungsgeräusch über der Schilddrüse? Exophthalmus? Fingertremor?
Umfangsdifferenz an den Beinen? Varikose? Differente Venenfüllung? Ulkus, Narben, Atrophien und Pigmentationen an den Unterschenkeln? Lokale Farbdifferenzen? Druckempfindlichkeiten, tastbare Stränge?

Technischer Befund

Labor: Blutbild

Elektrokardiogramm

Röntgen: Thorax-Aufnahme

Indikationen für gezielte Untersuchungen

Unklarheit, ob Sinustachykardie oder paroxysmale supraventrikuläre Tachykardie und Vorhofflattern	Druckversuch am Bulbus caroticus unter Ekg-Kontrolle
Angina-pectoris-Beschwerden	CK, GOT Ekg-Monitor-Überwachung
Embolie-Verdacht	Überprüfen des Lokalbefundes an den Beinen, Farbe, Umfangsdifferenzen, Füllung der prätibialen Venen, Schmerzhaftigkeiten Lowenberg-Test Lungenszintigraphie
Verdacht auf Phlebothrombose ungeklärt	Phlebographie
Verdacht auf Cor pulmonale chronicum	PCO_2, Säure-Basen-Status, PO_2 Spirographie Druckmessung rechtsventrikulär mit Einschwemmkatheter
Fieber anhaltend	Blutkulturen Antistreptolysintiter
Klappenfehler, angeboren oder erworben	Nach Durchführung der vordringlichen Therapie einer Insuffizienz oder Endokarditis Klärung der Frage einer Operationsindikation

Herzinsuffizienz ohne Hinweis auf Klappenfehler oder Koronarerkrankung	Röntgenaufnahme und Durchleuchtung zum Ausschluß einer Perikarderkrankung (Erguß, Verkalkungen, Schwielen)
Verdacht auf Perikarderguß	Pulstastung bei In- und Exspiration auf sog. Pulsus paradoxus Probepunktion
Perikardverschwielung nachgewiesen	Rechtsventrikuläre Druckmessung mit Katheter
Herzinsuffizienz bei Ausschluß von Klappenfehlern, Koronarerkrankung und Perikardveränderungen	Antikörper gegen Viren, insbes. Coxsackie Pulskurve der A. carotis Idiopathische hypertrophische Subaortenstenose ausschließen
Struma oder andere Hinweise auf Hyperthyreose	Schilddrüsendiagnostik − s. S. 224
Digitalistherapie ändert Tachykardie nicht	Überprüfen der bisherigen Diagnose: Neuüberdenken insbes. in Richtung Hyperthyreose, Cor pulmonale chronicum, hyperkinetisches Herzsyndrom
Anfälle von Tachykardie	Öftere Blutdruckkontrollen, bei Anstieg Ausscheidung von Vanillinmandelsäure, Katecholamine
Tachykardie mit Kollapssymptomen	Vgl. Kollaps S. 168 Vor allem nach Blutungen fahnden, insbes. im Magen-Darm-Kanal
Tachykardie mit Schwitzen	Blutzucker

Tachykardie mit Anämie	Vgl. Anämie S. 17
Tachykardie mit Hautveränderungen an belichteten Stellen	Porphyrinausscheidung im Urin
Tachykardie neu unter Digitalistherapie	Auslaßversuch
Tachykardie ohne sonstige Befunde	Probatorische Behandlung mit Betablockern

Liste der Krankheiten und Syndrome

Sinustachykardie

Physiologisch
Kindesalter
Körperliche Anstrengungen
Psychische Erregungen

Pathologisch
Kardial
 Akuter Myokardinfarkt
 Stauungsinsuffizienz verschiedener Genese
 Lungenarterienembolie
 Cor pulmonale chronicum
 Endokarditis, Myokarditis, Perikarditis
 Beri-Beri
Extrakardial stofflich
 Exogen
  Genußmittel, insbes. Koffein
  Medikamente, insbes. Atropin, Adrenergika, Psycholeptika
  Intoxikationen, insbes. Alkohol, Nikotin

Endogen
  Hyperthyreose
  Phäochromozytom
  Karzinoid
  Porphyrie
  Hypoglykämie
Extrakardial regulativ
Hypovolämie, insbes. durch Blutung, Kollaps/Schock s. S. 168
Fieber, Infektionen
Postinfektiös, Rekonvaleszenz
Kachexie, insbes. durch Tumoren
Anämie, CO-Hämoglobin, Methämoglobin
A-V-Aneurysmen einschl. Morbus Paget
Mediastinaltumoren
Hyperventilationssyndrom
Trainingsmangel
Hyperkinetisches Herzsyndrom
Herzneurose

Supraventrikuläre paroxysmale Tachykardie

Mit nachweisbarem Grundleiden
Herzklappenfehler
Koronarinsuffizienz
Myokarditis
Präexzitationssyndrome: Wolff-Parkinson-White, Lown-Ganong-Levine

Medikamentös ausgelöst, insbes. durch Digitalis

Ohne nachweisbares Grundleiden

Ventrikuläre paroxysmale Tachykardie
Myokardinfarkt und passagere Myokardischämie
Digitalis

Tachykardie bei Vorhofflattern mit 2:1 bzw. 3:1 Block, einschl.
paroxysmaler Form
Digitalisintoxikation, Chinidin
Koronarinsuffizienz
Myokarditis

Tachyarrhythmie einschl. paroxysmaler Form
Klappenfehler
Koronarinsuffizienz
Hyperthyreose
Myokarditis
Digitalisintoxikation
Benigne Verlaufsformen ohne faßbare Grundkrankheit

Grundprogramm

Anamnese

Beschreibung: Ort des Geschwürs? Bisherige Dauer, frühere Geschwüre? Schmerzhaftigkeit?

Mögliche Begleiterscheinungen: Schwellung des Beines, ständig, Rückgang nach Hochlagerung? Verfärbung in der Umgebung des Geschwürs? Blutungen?

Ursächliche Faktoren: Lokale Verletzungen? Frühere Thrombosen und Lungenembolien? Knochenbrüche? „Lungenentzündungen" nach längerer Bettruhe, Operation und Entbindung? Stehender Beruf? Belastungsschmerz in den Waden oder sonst im Bein nach längerem Gehen? Rauchen? Diabetes? Bluthochdruck?

Bisherige Behandlung: Salben, Puder und andere lokal angewandte Mittel? Wicklung, Gummistrumpf? Frühere Operationen an den Venen, Verödungen?

Befund

Lokal: Sitz, Größe und Tiefe? Randbeschaffenheit? Granulationen, Nekrosen, Eiterbelag? Hautnarben, Atrophie, Pigmentationen und Depigmentationen in der Umgebung? Ekzematisierung der Haut? Beziehung der Varizen zum Defekt?

Venen: Sichtbare Varikose der Stammvenen, retikuläre Varikose, Korona phlebektatika am Knöchel? Umgehungsvenen von der Leiste zum Unterbauch? (Möglichst Befunde im Liegen und Stehen vergleichen!) Umfänge und Längen vergleichen. Konsistenzvermehrung und Druckempfindlichkeit beim Tasten in der Wadenmuskulatur? Faszienlücken am Unterschenkel tastbar? Lokale Hyperthermien? Beobachtung einer Refluxvenenfüllung am erhobenen Bein während Valsalva-Versuch? Auskultation in der Leiste beim Valsalva-Versuch: Refluxgeräusch? Strömungsgeräusch über Varizenknäuel?

Arterien: Trophische Störungen an den Akren? Verminderte Hauttemperatur, absolut und im Vergleich der Seiten? Pulstastung an den typischen Stellen. Auskultation: Strömungsgeräusche über der Aorta, A. iliaca, A. femoralis und A. poplitea?

Kreislaufsystem: mehrfache Blutdruckkontrollen. Klappenfehler und Herzinsuffizienz ausschließen.

Zentralnervensystem: insbes. Reflexstatus, Sensibilitätsprüfung einschl. Vibrationsempfindung.

Technische Verfahren

Labor: Blutsenkung, Blutbild, Blutzucker, Urinstatus

Indikationen für gezielte Untersuchungen

Sichtbare Varizen	Trendelenburg-Versuch (Klappeninsuffizienz in den Vv. saphenae?) Perthes-Versuch (Klappeninsuffizienz der Vv. perforantes?) Linton-Versuch (Obstruktion der tiefen Venen?)
Entscheidung über Operationsindikation, gutachterliche Zusammenhangsfragen	Phlebographie
Verdacht auf arterielle Verschlußkrankheit	Oszillographie Messung der peripheren arteriellen systolischen Drücke mit Doppler-Gerät Prüfung der Risikofaktoren: Rauchen, Hypertonie, Diabetes mellitus (ggf. durch Glukosetoleranztest), Harnsäure, Cholesterin und Neutralfett im Serum
Arterielle Verschlußkrankheit, Klärung einer Operationsindikation oder Gutachtenfrage	Arteriographie
Verdacht auf a-v-Fistel, Klärung einer Operationsindikation	Arteriographie
Auffällige Voralterung	Röntgenaufnahmen des Skeletts Hyperparathyreoidismus ausschließen, s. Knochenschmerzen S. 163

Ödemneigung durch phlebologischen Befund nicht genügend geklärt, bei gutachterlicher Fragestellung oder wesentlicher therapeutischer Folgerung	Lymphographie
Auffallende Schmerzlosigkeit	Neurologische Konsiluntersuchung, ggf. mit Elektromyographie, Liquoruntersuchung, Luesreaktionen
Eitriger Belag auf dem Ulkus	Abstrich und bakteriologische Kultur
Ulkus in Verbindung zu einem Knochen	Röntgenaufnahmen
Auffällige Granulationen, Therapieresistenz	Probeexzision, histologische Untersuchung

Liste der Krankheiten und Syndrome

Venös
Postthrombotisches Syndrom mit Obstruktion der Tiefvenen
Varikose bei Insuffizienz der Vv. communicantes
Arteriovenöse Fisteln
Wermer-Syndrom

Arteriell
Stenosierende und obliterierende Arteriosklerose
Endangiitis obliterans
Diabetische Angiolopathie
Kollagenosen einschl. kutane Form der Periarteriitis nodosa
Hochdruckulkus (Martorell)
Hämagglutinationen (Kälteagglutinine, Kugelzellen, Sichelzellen)

Lymphogen (in Kombination mit venösen und arteriellen Störungen)
Angeborene Dysplasien
Erworbene Obstruktionen (Infektion, Trauma, Bestrahlung, Tumor)

Neurogen
Diabetische und alkoholische Polyneuropathien
Weitere periphere Sensibilitätsausfälle, insbes. posttraumatisch
Zerebrale Insulte und deren Restfolgen
Tabes dorsalis, Syringomyelie

Infektionen und Allergien
Pyodermien
Kontaktdermatitis durch allergisierende Substanzen
Tuberculosis cutis indurativa Bazin
Lues

Exogene Schäden
Druckulkus
Verbrennungen, Kälteschäden, Verätzungen
Bestrahlungsfolgen
Artefakte

Tumoren
Karzinome, Sarkome, leukämische Infiltrate

Grundprogramm

Anamnese

Dauer: Blauverfärbung seit Kindheit, seit Monaten, seit Tagen?

Mögliche Begleiterscheinungen: Atemnot, in Ruhe, bei Belastungen?
Plötzlicher Beginn von Atemnot? Brustschmerzen? Fieber?
Schwitzen? Husten? Auswurf, Art und Menge?

Vorerkrankungen und ursächliche Faktoren: Trauma, insbes. im Bereich des Thorax? Einwirkung von Staub und Gasen, akut und chronisch? Frühere allergische Reaktionen? Rauchgewohnheiten, jetzt und früher? Höhenaufenthalt?
Frühere Herzleiden? Lungenerkrankungen, Heilstättenkuren? Frühere Röntgenaufnahmen oder Schirmbilder vorhanden? Einnahme von Medikamenten, insbes. Phenazetin, Nitroglyzerin, Sulfonamiden, Appetitzügler? Größere Mengen von Pökelsalz?
Familiäres Vorkommen der Zyanose?

Befund

Nähere Definition des Symptoms: Generalisierte oder lokalisierte Zyanose? Zunge gleichfalls zyanotisch verfärbt? Blutfülle der Bindehautgefäße normal, plethorisch oder anämisch vermindert?

Pulmologischer Status: Inspektion: Thoraxform? Symmetrie der Atmung und der Atembewegungen des Bauches bei normaler und maximaler In- und Exspiration. Orientierende Atemstoßprüfung (z. B. mit brennendem Streichholz).
Perkussion: Dämpfungen? Stand der Lungengrenzen und deren Verschieblichkeit. Bestimmung der Mediastinalbreite.
Auskultation: Charakter des Atemgeräusches? Trockene und feuchte

Nebengeräusche, insbes. über den hinteren unteren Lungenpartien? Bei Klopfschalldifferenzen Stimmfremitus prüfen und vergleichen.

Kardiologischer Status: Herzgröße und -form. Spitzenstoß verlagert oder hebend? Epigastrische Pulsationen? Extratöne und/oder Herzgeräusche? Vergleich des 2. Herztones im 2. ICR bds. Herzfrequenz und -rhythmus? Blutdruck. Halsvenenstauung im Sitzen? Leber vergrößert? Ödeme?

Sonstiges: Heiserkeit? Exspiratorischer Stridor? Struma? Lymphome, insbes. am Hals und in der Axilla? Trommelschlegelfinger? Uhrglasnägel?

Technische Verfahren

Labor: Blutsenkung, Blutbild mit Hämatokrit; Urinstatus; Blutzucker, Kreatinin.

Elektrokardiogramm

Röntgen: Thoraxaufnahme

Indikationen für gezielte Untersuchungen

Verdacht auf pulmonal bedingte Zyanose:

Obstruktion im Bereich des Larynx und der Trachea	HNO-Konsil und ev. Übernahme in fachärztliche Behandlung
Akute Fremdkörperaspiration	Bronchoskopie
Alle Lungenerkrankungen, falls wesentliche therapeutische Entscheidungen zu treffen sind, bei Begutachtungen und Unklarheiten in der Differentialdiagnose	$P O_2$ und $P CO_2$ mit Säure-Basen-Status
Desgleichen nichtakute Lungenerkrankungen	Spirographie, minimal mit Bestimmung der Vitalkapazität und des maximalen Sekundenvolumens (Atemstoß)
Pathologisches Röntgenbild des Thorax	Beiziehen und Vergleichen ev. früherer Röntgenaufnahmen Durchleuchtung, ggf. mit ergänzenden Zielaufnahmen und Tomographie

Verdacht auf Bronchialtumor — s. S. 135

Raumfordernder Prozeß im Mediastinum	Seitliche Röntgenaufnahme Durchleuchtung mit Oesophagusdarstellung Tomographie
Desgleichen im oberen Mediastinum	Schilddrüsen-Szintigraphie

Verdacht auf Lymphombildung im Mediastinum	Überprüfen des körperlichen Befundes auf anderweitige Lymphome und Splenomegalie — s. S. 187 u. 192
Verdacht auf Kompression der V. cava	Phlebographie von beiden Armen her
Weiterhin ungeklärter Mediastinalprozeß vor wesentlichen therapeutischen Entscheidungen	Mediastinoskopie
Verdacht auf M. Boeck	Tuberkulintestung Leberbiopsie
Infiltrative Lungenprozesse	s. Husten S. 135
Ungeklärte feinfleckige Lungenherde	Anamnese auf Staubexposition überprüfen Lymphknotenbefund überprüfen Eisen im Serum Tuberkulintestung PO_2 vor und nach O_2-Inhalation Leberbiopsie Transthorakale Nadelbiopsie

Pleuraerguß — s. S. 213

Verdacht auf kardial bedingte Zyanose:

Herzgeräusche, Vitiumverdacht	Thoraxdurchleuchtung mit Darstellung des Retrokardial- und Retrosternalraumes, besonderes Achten auf Klappenverkalkungen Phonokardiogramm

Alle angeborenen Vitien	Wenigstens einmal in einem kardiologischen Zentrum exakt abklären lassen: Farbstoffverdünnungskurven Intrakardiale Kathetermessungen von Druckwerten und O_2-Sättigung Angiokardiographie, ggf. selektiv
Erworbene Vitien, falls Operation in Frage kommt	Desgleichen

Verdacht auf hämatologische Zyanose:

Hämatokrit über 50%	Großes Blutbild mit Ausstrich, Zählung von Thrombozyten und Retikulozyten
Leukozytose und/oder Thrombozytose	Sternalpunktion Alkalische Leukozytenphosphatase
Polyzythämie ungeklärt	Tumoren ausschließen, insbes. der Niere
Zyanose weder kardial noch pulmonal noch hämatologisch erklärt	Anamnese bez. Medikamenteneinnahme und familiärem Auftreten überprüfen Spektroskopische Untersuchung auf Methämoglobin und Verdoglobin Blutausstrich auf Innenkörper
Methämoglobin positiv ohne faßbare Ursache	Speziallabor einschalten: Hb-Elektrophorese auf Hb-M ggf. auch Bestimmung von ery-

	throzytären Fermenten: Reduktase, Glukose-6-Phosphat-Dehydrogenase
Lokale Zyanose:	Angiologischer Status mit Pulstastung, Auskultation der Arterienstämme, Oszillogramm; Analyse von ggf. sichtbaren Venenerweiterungen
Verdacht auf arterielle Verschlußkrankheit bei möglichen therapeutischen Folgerungen	Arteriographie
Verdacht auf akute oder chronische venöse Obstruktion bei möglichen therapeutischen Folgerungen	Phlebographie
Verdacht auf akrale Verschlüsse	Gerinnungsstatus: Globaltest, z. B. Heparintoleranztest Thrombozytenzahl Plättchen-Aggregations-Test Kälteagglutinine Kryoglobuline

Liste der Krankheiten und Syndrome

Pulmonal

Respiratorische Insuffizienz

Akute Lungenerkrankungen: Pneumonie, toxisches Lungenödem, Asthma bronchiale, Pneumothorax, Hämatothorax

Chronische Lungenerkrankungen: Tuberkulose, Tumoren, Bronchiektasten, Pleuraschwarten und Restzustände nach Resektion und Plastik, Kyphoskoliose, Staublunge, Fibrosen, M. Boeck, Sklerodermie, Hamman-Rich-Syndrom, Wabenlunge

Lungenstauung bei Linksherzinsuffizienz, insbes. auch Mitralfehler

Vorhofsmyxom

Obstruktion der Atemwege: Kehlkopferkrankungen, Fremdkörper, Tumoren, Schleimmassen

Hypoventilation bei neurologischen Erkrankungen des Atemzentrums und des Atemapparates, Fettsucht, Pickwick-Syndrom, sog. essentielle Hypoventilation

Höhenaufenthalt

Pulmonal-vaskuläre Erkrankungen

Lungenarterienembolie und -infarkt

Primärer pulmonaler Hochdruck einschl. Appetitzüglerfolgen

Sekundärer pulmonaler Hochdruck

Fettembolie, Tumorembolie

Kardial

Linksherzinsuffizienz mit Stauungslunge

Rechtsherzinsuffizienz einschl. Einflußstauung

Rechts-Links-Shunt durch angeborene Vitien und Anomalien, einschl. pulmonale a-v-Fistel und Spätzyanose durch Shuntumkehr

Akutes Kreislaufversagen — s. S. 168

Polyzythämie

Primäre Formen:

P. vera, beginnende Leukämien, Osteomyelosklerose

Sekundäre Formen

Hämokonzentration durch Exsikkose
Hypoxämisch bedingt: Höhenaufenthalt, chronische pulmonale und kardiale Erkrankungen, abnormes Hämoglobin
Nicht hypoxämisch bedingt: Tumoren, insbes. der Niere, M. Cushing

Abnorme Verbindungen des Hämoglobins

Methämoglobin

Toxisch durch Sulfonamide, Nitrite (Pökelsalz), Nitrosegase (Schweißbrenner, Explosionen, Silofüllerkrankheit), Nitrobenzol, Phenazetin
Kongenital: Hämoglobin-M-Krankheit, Enzymdefekte

Sulfhämoglobin

Lokale Zyanosen

Venös

Akute Thrombosen einschl. Phlegmasia caerulea
Postthrombotisches Syndrom
Andere Formen der chronisch-venösen Insuffizienz einschl. Kompressionen

Arteriell und kapillär

Arterienverschlüsse mit Stase
Funktionelle Vasokonstriktionen insbes. bei neurologischen Störungen
Kälteagglutinine, Kryoglobuline
Akrozyanose

Vorgetäuschte Zyanosen

Pigmentanomalien
Rubeosis diabeticorum
„Roter" Hochdruck
Karzinoid-Flush

H. A. Baar, H. U. Gerbershagen
Schmerz-Schmerzkrankheit-Schmerzklinik
1974. DM 12,80; US $5.30
ISBN 3-540-06553-9

G. G. Belz, M. Stauch
Notfall EKG-Fibel
1975. DM 16,80; US $6.90
ISBN 3-540-07342-6

O. Benkert, H. Hippius
Psychiatrische Pharmakotherapie
Ein Grundriß für Ärzte und Studenten
1974. DM 19,80; US $8.20
ISBN 3-540-07031-1

M. Eisner
Abdominalerkrankungen
Diagnose und Therapie für die Praxis
1975. DM 24,--; US $ 9.90
ISBN 3-540-07378-7

Endoskopie und Biopsie in der Gastroenterologie
Technik und Indikation
Herausgeber: P. Frühmorgen, M. Classen
1974. DM 19,80; US $8.20
ISBN 3-540-06762-0

F. Freuler, U. Wiedmer, D. Bianchini
Gipsfibel 1
Geläufige Fixationen und Extensionen bei Verletzungen im
Erwachsenenalter
1975. DM 19,80; US $8.20
ISBN 3-540-06922-4

G. Friese, A. Völcker
Leitfaden für den klinischen Assistenten
1975. DM 19,80; US $8.20
ISBN 3-540-07245-4

H. Mörl
Der „stumme" Myokardinfarkt
1975. DM 18,80; US $7.80
ISBN 3-540-07318-3

Preisänderungen vorbehalten

Springer-Verlag
Berlin   Heidelberg   New York

Kliniktaschenbücher

G.-W. Schmidt
Pädiatrie
Klinik und Praxis
1974. DM 18,80; US $7.80
ISBN 3-540-06778-7

P. Schmidt, E. Deutsch, J. Kriehuber
Diät für chronisch Nierenkranke
Eine Diätfibel für Ärzte, Diätassistenten und Patienten
1973. DM 12,80; US $5.30
ISBN 3-540-06226-2

U. Wiedmer, F. Freuler, D. Bianchini
Gipsfibel 2
Geläufige Fixationen und Extensionen bei Verletzungen im
Kindesalter
1976. DM 24,60; US $10,10
ISBN 3-540-07521-6

G. Wolff
Die künstliche Beatmung auf Intensivstationen
1975. DM 19,80; US $8.20
ISBN 3-540-07085-0

Diagnose und Therapie in der Praxis
Übersetzt nach der amerikanischen Ausgabe von M. A. Krupp,
M. J. Chatton et al.
Bearbeitet, ergänzt und herausgegeben von K. Huhnstock, W.
Kutscha unter Mitarbeit von H. Dehmel
3. erweiterte Auflage
27 Abbildungen. XVIII, 1337 Seiten. 1974
Gebunden DM 78,--; US $32.00
ISBN 3-540-06571-7

Therapie innerer Krankheiten
Herausgeber: E. Buchborn, H. Jahrmärker, H. J. Karl, G. A.
Martini, W. Müller, G. Riecker, H. Schwiegk, W. Siegenthaler,
W. Stich
2. korrigierte Auflage
32 Abbildungen. XXIX, 650 Seiten. 1975
Gebunden DM 48,–; US $19.70
ISBN 3-540-6574-1

Therapie der Krankheiten des Kindesalters
Herausgeber: G.-A. von Harnack
Mit Beiträgen zahlreicher Fachwissenschaftler
16 Abbildungen. X, 926 Seiten. 1976
Gebunden DM 96,–; US $39.40
ISBN 3-540-07447-3

Preisänderungen vorbehalten

Springer-Verlag
Berlin Heidelberg New York

Printed in the United States
by Baker & Taylor Publisher Services